「副腎の疲れ」をとれば老化もボケもくい止められる!

本間良子　本間龍介

PHP

装幀◎小口翔平＋畑中 茜（tobufune）
本文イラスト◎杉山美奈子
撮影◎宮下亜弥（七彩工房）
ヘアメイク◎福井乃理子（シードスタッフ）
スタイリング◎梅本亜里（シードスタッフ）
モデル◎赤坂由梨（スペースクラフト）
衣装協力◎ easyoga　http://www.easyoga.jp/
本文組版◎朝田春未
編集協力◎清塚あきこ

はじめに

老化症状や認知症は、何が原因で起こると思いますか？

多くの皆さんが、「年齢」と答えたのではないでしょうか。しかし、それは不正解です。病気やアレルギー、認知症、生活習慣病、うつ、イライラなどはすべて、**体内に起こる「炎症」が原因**だからです。

もう少し詳しく言えば、炎症自体が問題なのではなく、炎症を体内の力で抑えられなくなったことによって病気に罹《かか》ったり、アレルギー症状を発症したり、老化を加速させたりしているのです。

炎症を抑えているのは**「副腎」**です。現代社会の暮らしは、副腎にとって負担が大きく、たくさんの人の副腎が悲鳴を上げているのが実情です。

私たちは、神奈川県川崎市でクリニックを開業しており、日本で初めての副腎疲労外来を設置しました。口コミで知られるようになり、今では初診まで何カ月もお待ちいただくような状況が続いています。これほど多くの人が「**副腎疲労**」に悩んでいらっしゃることに驚くとともに、私たちの使命の重さを痛感しています。

副腎疲労は、重度でない限り自分で治すことができます。当院でも、何カ月も苦痛を抱えてお待ちいただくのは心苦しいので、本書で紹介する改善方法をお伝えしています。するとどうでしょう。初診にいらっしゃる前に「症状が改善しました。ありがとうございます！」と、予約を取り消す方がたくさんいらっしゃるのです。

本書を手に取ってくださった皆さんは、何かしら体の不調を感じていたり、老化症状や認知症への不安を抱いておられたりすることと思います。興味のあるところからでいいので、ぜひ気軽に読んでください。

副腎ケアは誰にでも実践できる簡単なものですが、それによる体の変化は、あなたの毎日をきっと大きく変えてくれるにちがいありません。

本間良子・本間龍介

「副腎の疲れ」をとれば老化もボケもくい止められる！　目次

PART 3 副腎の疲れを癒す「体のゆるめ方」

PART 4

副腎の疲れを癒す「デトックス」

PART 5 副腎の疲れを癒す「心の休め方」

PART 6 副腎の疲れをとれば脳もよみがえる！

プロローグ

発見!
「老化」の原因は
副腎の疲れにあった!

人間、誰しも年《とし》を取るものです。老化だって仕方がない――。そんなふうに諦めてはいないでしょうか？　たしかに、年齢はどんな人にも平等です。しかし、同じ50歳の人を見てみても、人によって状況がさまざまであることがわかると思います。

認知症についても同様です。周囲を見てみると、90歳を超えても生き生きとしている人もいれば、50歳を超えたばかりでもボーッとしてしまっている人もいるはずです。

厚生労働省によれば、２０２５年には65歳以上の人の20％、５人にひとりが認知症を発症すると言われており、この数字を見ると、認知症はもう他人事《ひとごと》ではありません。なんとか予防したいと考える人が多いことでしょう。

認知症をはじめとする老化症状は、**体内の炎症が原因**です。**体内の炎症を的確に抑えることができれば、認知症だけでなく、高血圧や糖尿病といった生活習慣病も予防・改善することができる**のです。

「年を取ったらコレステロール値や血圧が上がるのは仕方がない。薬でなんとかするしかない」と諦めている人、あるいは「認知症にならない方法なんてあるの？　あるなら、とっくにみんなやってるんじゃない？」と、気にはなりながら半ば放置している人も多いと思います。そんな人のために本書でお伝えしたいのが、**「副腎疲労」**とその改善方法です。

現代社会において、私たちは常にストレスにさらされています。このストレスが、さまざまな形で体に炎症を起こしています。

もちろん、人体には炎症を抑える機能が備わっています。そのためのホルモンが**「コルチゾール」**で、コルチゾールを分泌するのが副腎です。

現代の私たちの暮らしは、完全にストレス過多。その実態については、ここで述べるまでもなく、複雑な人間関係の中で忙しい毎日を送っている人であれば、身を以て感じていらっしゃることと思います。

ストレスの多い毎日の中で、**副腎はフル稼働**していますが、それでも追いつかないことがしばしば起こります。その状態が続いているのが、「副腎疲労」です。

副腎疲労があると、体内の炎症を抑えることができません。体内の炎症を抑えることができなければ、病気やアレルギーを発症する原因になるばかりか、認知症などの老化症状も加速させてしまうことになります。

しかし言い換えれば、副腎を労《いたわ》り、負担を軽減することができれば、体内は健やかな状態になります。認知症予防にも役立ちますし、老化のスピードも本来のものに戻すことができるでしょう。

本書では、炎症が発生するしくみから説明をはじめ、副腎疲労とその改善方法、そして、最終パートでは脳の活性化について説明しています。最初から読んでいただければ、副腎を中心とした人体のしくみが理解しやすくなりますが、気になるところ、自分に当てはまると感じたところから読んでいただいても結構です。

では、皆さんに「副腎疲労」があるか、まずはセルフチェックしてみましょう。

副腎疲労
セルフチェックリスト

3つ以上の項目に当てはまる場合は、「副腎疲労」の疑いがあります。

- □ もの忘れが多く、人や物の名前が出てこない。
- □ 熟睡できず、起床しても疲れがとれた気がしない。
- □ 些細《ささい》なことでイライラしたり、怒ったりしやすくなった。
- □ 人に会うのが億劫《おっくう》で、外出も面倒に感じる。
- □ 風邪《かぜ》やケガの治りが遅くなった。
- □ 頭がボーッとしていて新聞や書籍の内容が理解しにくい。
- □ 更年期症状（ほてり、肩こり、頭痛など）がひどい（特に女性の場合）。
- □ 性欲を感じない。
- □ 胃炎や下痢、便秘、お腹のハリに悩んでいる。
- □ 食べる量は変わっていないのに太りやすくなった。
- □ 血圧が高くなった。
- □ 血糖値が高くなった。
- □ 白髪や抜け毛が増えた。
- □ 肌のシワやシミが増えた。

column

今、アメリカで注目されている 副腎疲労《アドレナル・ファティーグ》

「副腎疲労」の症状は、実は100年以上も前から、医師によって認識されていました。

しかし、今なお、欧米や日本を含む国の多くの医師が「病気」として扱わず、したがって、大学の医学部で教えられることもありません。

近年、アメリカのアドレナル・ファティーグ（副腎疲労）の第一人者であるジェームズ・L・ウィルソン博士の30年におよぶ地道な取り組みのおかげで、アメリカおよびヨーロッパの抗加齢医学会では、アドレナル・ファティーグの概念が注目されてきています。

アメリカでは臨床の現場にも取り入れられており、糖尿病や高血圧症、アルコール依存症などの疾患の治療の際には、副腎ケアを導入しています。

日本でも「副腎疲労」に対する理解がよりいっそう広まっていくことを期待して、私たちも日々の診療に勤しんでいます。

PART 1

「老化」「ボケ」と副腎の深い関係

「老化」とは「体の炎症」

●「老化」と「加齢」は似て非なるものです

「老化」と「加齢」――とかく年齢を重ねると身近になってくる言葉です。しかしこの2つは、似ているようで実はまったく違うものであることを、ご存じでしょうか？

「加齢」とは、生まれてからの時間経過のことを指します。一方「老化」とは、加齢にともなって体の機能が低下することを言います。

「加齢」にともなって「老化」が起こるわけですから似ているように感じられますが、ひとつ大きな違いがあります。それは、**「加齢」はみんなに平等に起こる**ものですが、**「老化」は人によって症状が異なる**ということです。同じ50歳でもツヤツヤの肌の人と、シミが目立つ肌の人がいることを考えれば、おわかりいただけると思います。

では、「老化」はどうして起こるのでしょうか？　医学的に見ると、「老化」の症状や「老化」にともなう疾患は、体の中の**「炎症」**反応によって起こると言えます。

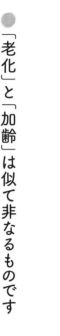

炎症反応の慢性化が「老化」を生み出します

「炎症」とは、私たち医師が医学部時代に必ず学ぶ用語のひとつで、細菌やウイルスなど、体の中に異物が入ったときに生じる防御反応のことを言います。

炎症反応の主な状態は、「赤くなる（発赤《はっせき》）」「熱が出る」「腫れる」「ズキズキと痛む（疼痛《とうつう》）」の4つです。例えば、インフルエンザウイルスに感染したときに熱が出るのも、蚊に刺されたときに赤く腫れるのも、炎症反応です。

しかし、炎症は病気ではありません。むしろ、私たちの体を守り、回復するための大切な免疫作用です。外敵が侵入してきたとき、この仕組みが働き、素早く対処したのちに、すぐ撤収するのが理想的なのですが、時に、炎症反応がずっと続くことがあります。そうなると厄介です。免疫の仕組みが変調をきたし、健全な体まで攻撃しはじめてしまうからです。

この状態を**「慢性炎症」**と言いますが、例えば**血管で炎症が続くと「動脈硬化」**になりますし、**肌で続けば「シミ」や「シワ」**になります。つまり、**慢性炎症が「老化」を引き起こす**と言ってもよいのです。

炎症が炎症を呼び、老化を加速させる

●「慢性炎症」の火種は日常の中にも隠れています

体の炎症反応は、火事にたとえるとわかりやすいでしょう。

私たちの体は、外敵が侵入すると火事が起きるのです。本来、火事は消し止められるべきなのですが、それがいつまでもくすぶってしまい、関係のない部分にまでジリジリと燃え広がっている状態――それが慢性炎症です。

ではなぜ、火事はくすぶり続けるのでしょうか？　理由は簡単です。**燃えるもの、つまり炎症の原因となるものを、火元に放り込み続けているから**です。

最初に炎症を起こす原因（火種）はウイルスや細菌などですが、その後の火種になるものは、それらに限りません。**食生活**や**ストレス**、**喫煙**など、さまざまなものが火種となります。さらに厄介なことには、慢性炎症には自覚症状がなく、また慢性炎症によってひどくダメージを受けた部分は、完全に元には戻らないのです。

「老化細胞」が炎症を加速させる

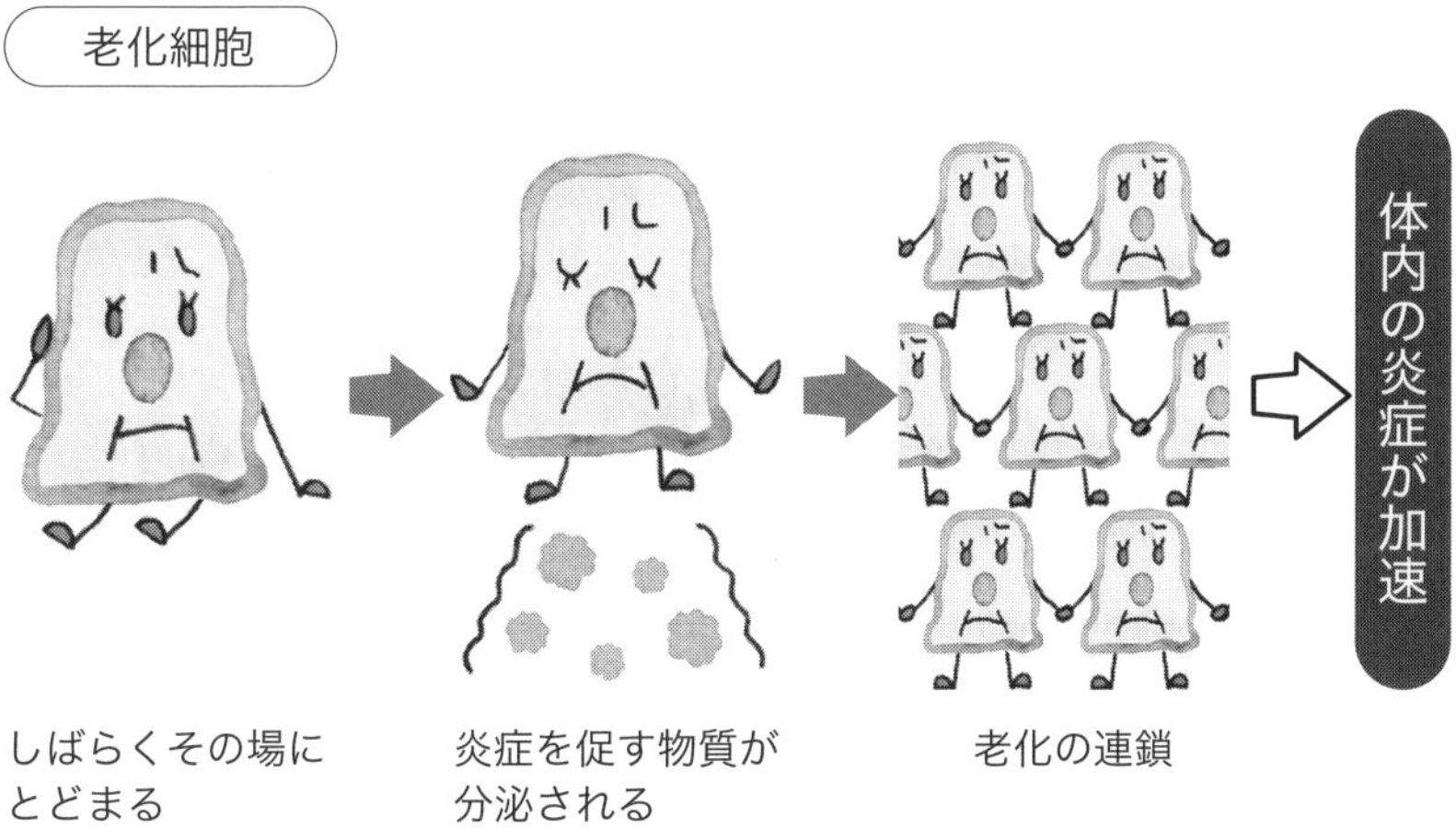
老化細胞
体内の炎症が加速
しばらくその場にとどまる
炎症を促す物質が分泌される
老化の連鎖

「細胞の加齢」が老化を加速させます

もうひとつ、炎症反応を慢性的にする原因があります。

それは**「老化細胞」**です。

私たちの体は細胞で構成されています。細胞は分裂を繰り返していますが、その回数には限りがあり、およそ50〜60回だと言われています。

この分裂できなくなった細胞が「老化細胞」です。「老化細胞」はいずれ死んでしまうのですが、それまでの間、しばらくその場にとどまって、周辺に炎症を促す物質を分泌します。つまり**老化細胞によって、周辺の細胞にも老化の連鎖が起こる**のです。

炎症と闘うホルモン「コルチゾール」

●「炎症の火消し」はホルモンの役割です

炎症を慢性化させない、つまり火事の延焼をくい止める役割を担うのが、**ホルモン**です。ホルモンとは、体の働きを調節する物質で、女性の生理周期や子宮の働きを整える女性ホルモンもその一種です。ホルモンは、甲状腺や生殖腺といった内分泌腺でつくられており、それぞれのホルモンが、それぞれ異なる役割を担っています。

ホルモンの中でも、炎症反応を抑える役割を担うのが、**「コルチゾール」**です。コルチゾールは、**副腎**から分泌されています。副腎とは腎臓の上にある小さな内分泌器官です。副腎という名前からか、腎臓をサポートする臓器だと思われがちですが、実は腎臓とは関係がありません。

副腎は、饅頭《まんじゅう》のような構造です。皮の部分が「副腎皮質《ふくじんひしつ》」、餡《あん》の部分が「副腎髄質《ふくじんずいしつ》」で、コルチゾールは副腎皮質から分泌されるホルモンのひとつです。

主な内分泌腺とホルモン

視床下部
成長ホルモン放出ホルモン（GHRH）
成長ホルモン抑制ホルモン（ソマトスタチン）
PRL分泌抑制因子（ドパミン）
TSH分泌刺激ホルモン（TRH）
ACTH分泌刺激ホルモン（CRH）
Gn分泌刺激ホルモン（GnRH　LHRH）

下垂体
▶前葉
成長ホルモン（GH）
プロラクチン（PRL）
甲状腺刺激ホルモン（TSH）
副腎皮質刺激ホルモン（ACTH）
性腺刺激ホルモン（Gn）
卵胞刺激ホルモン（FSH）
黄体形成ホルモン（LH）
▶後葉
抗利尿ホルモン（ADH）
オキシトシン

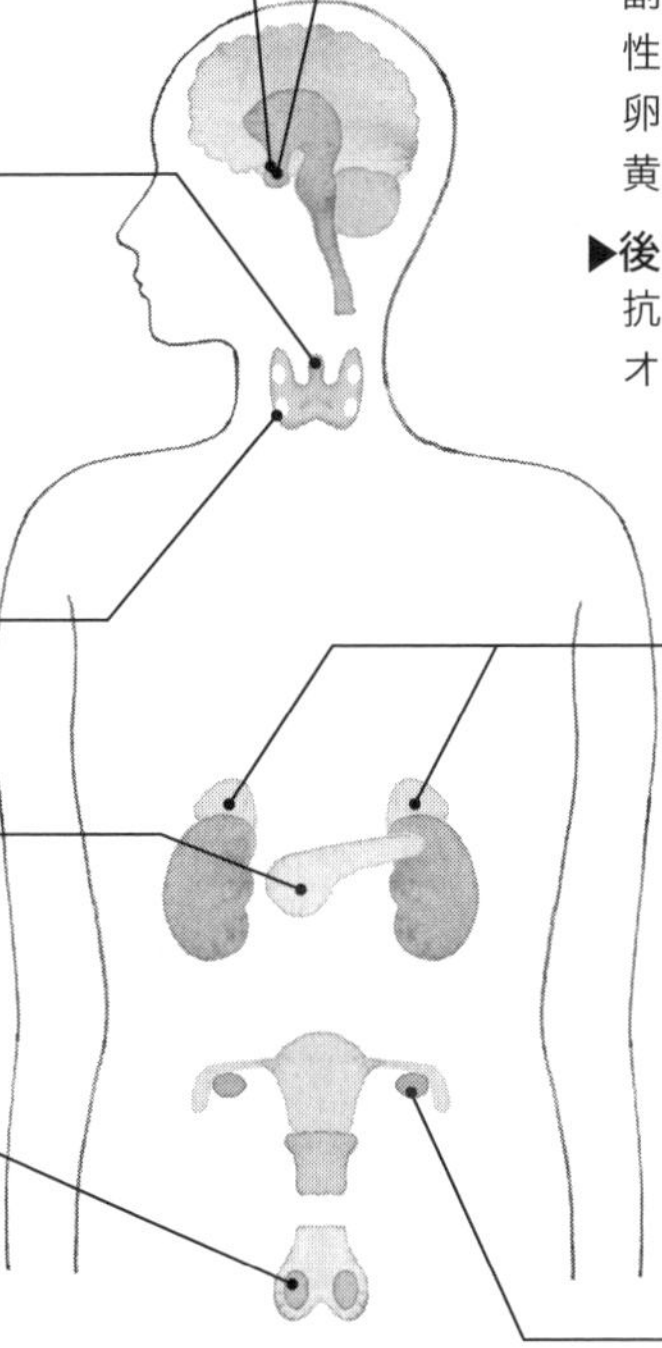

甲状腺
サイロキシン（T_4）
トリヨードサイニン（T_3）
カルシトニン

副甲状腺
副甲状腺ホルモン（PTH）

副腎
▶皮質
コルチゾール
アルドステロン
DHEA
▶髄質
アドレナリン
ノルアドレナリン

膵臓
インスリン
グルカゴン
ソマトスタチン

精巣（睾丸）
テストステロン

卵巣
エストロゲン
プロゲステロン

これらのほかに心臓、消化管、腎臓、肝臓、脂肪組織、
胎盤などからもホルモンは分泌されている。

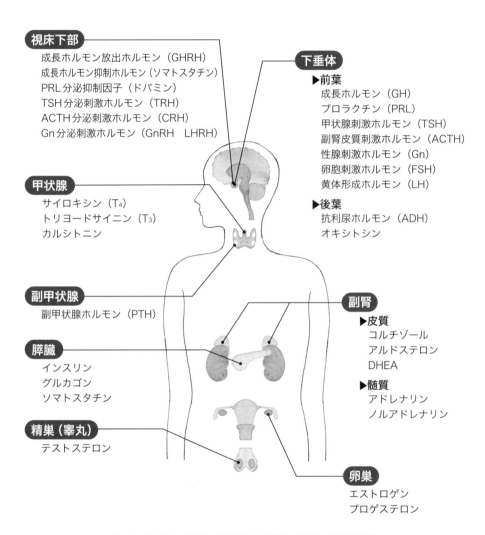

副腎はすべてのホルモンの土台

ホルモンを産生《さんせい》・分泌する内分泌器官は、下垂体《かすいたい》、甲状腺、副甲状腺、副腎、膵臓《すいぞう》、生殖腺があります。それぞれから違った役割のホルモンが分泌されており、その数は確認されているものだけでも100以上があります。

ホルモンは、そのすべてが連関して作用しています。いわば**体中に張りめぐらされたホルモンのネットワークが、私たちの体を調整してくれている**のです。

それらホルモンの中でも、生命の維持機能を司《つかさど》るのが副腎ホルモンです。

副腎ホルモンが適切に機能することが、ほかのホルモンも適切に機能するための大前提となります。つまり、副腎は、すべてのホルモンの基礎となる、とても大切な器官なのです。

副腎がすべてのホルモンを支えている

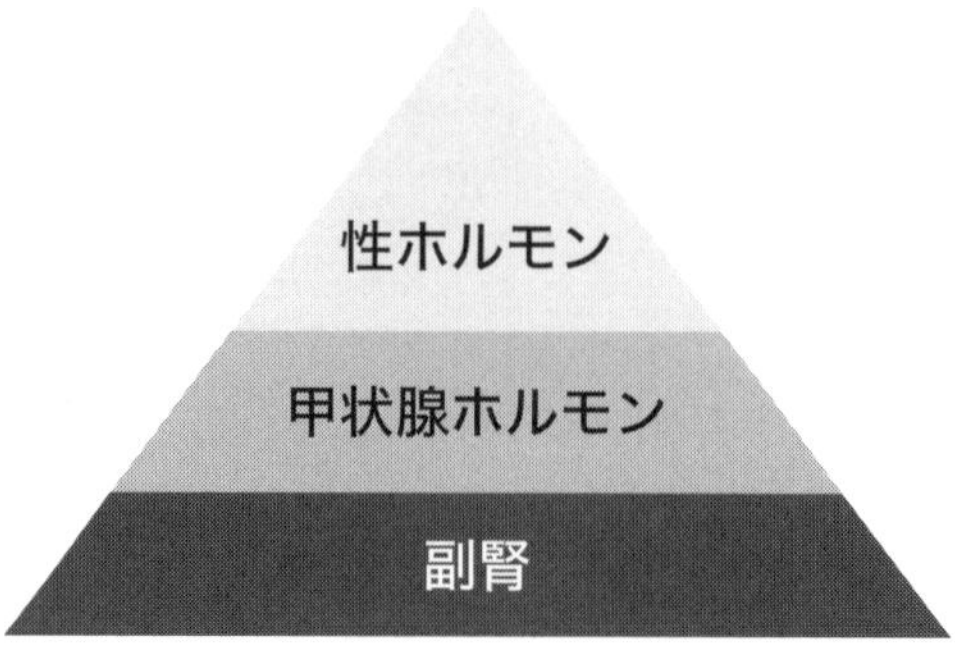

コルチゾールは「ストレスホルモン」

●ストレスの種類が変わったことが問題です

コルチゾールは、実に守備範囲が広いホルモンで、血糖の維持や免疫機能の調整、血圧の調節、神経系のサポート、骨の代謝の調整などを担っています。いずれも、私たちの生命維持や健康増進に欠かせないものばかりです。

また、糖質を蓄えて、体の修復や疲労回復にタンパク質を使えるようにする役割もあります。

コルチゾールは**「ストレスホルモン」**とも呼ばれており、文字通り、ストレスと闘うホルモンでもあります。ストレスと聞くと「心労」を想像するかもしれませんが、そればかりではありません。体に悪い影響を及ぼすもの、つまり炎症の原因となるものは、すべてストレスです。

では、コルチゾールはどのように作用するのでしょうか？

コルチゾールが分泌されると、血管がキュッと縮まり、また、血糖値を一気に上げてグッと力を蓄えます。なぜでしょうか？　太古の昔、狩猟生活をしていた頃の人間にとって最大のストレスは、飢餓と外敵による命の危険でした。生きるか死ぬかという心身ともにギリギリのところで闘うことがもっとも強いストレスであり、それらに負けないためにコルチゾールを分泌して、心と体を奮い立たせていたのです。

ところが、現代の私たちの生活に、そのような場面はまずありません。代わりに、**感染症**などの疾患や有害な**化学物質**、**食品添加物**、**過労**、**睡眠不足**、**精神的抑圧**といった多様なストレスが、常に私たちに影響を及ぼしています。

この変化は、コルチゾールにとっては困りものです。そもそもコルチゾールはマルチで強いホルモンですが、恒常的に臨戦態勢を保つのは大変です。許容範囲を超えてしまうと副腎の力が衰え、ストレスのほうが勝ってしまうのです。

ストレスは炎症の火種になると、先に説明しました。一度始まった炎症に、さまざまなストレス（火種）が次々に放り込まれると、消火を担うコルチゾールもさすがに追いつけません。火事はいつまでも消し止められず、炎症はどんどん慢性化します。そして、火事（炎症）の部位や程度によって、さまざまな疾患や老化が生じるのです。

PART 2

「副腎疲労」を知りましょう

「副腎疲労」ってどんな状態？

炎症の蔓延に副腎の仕事が追いつかない状態

プロローグでは、慢性炎症になる仕組みを説明しました。ウイルスや細菌などの侵入がきっかけとなって発火したところにさまざまなストレスが加わり、コルチゾールの「火消し」が追いつかないと、炎症が全身で慢性化します。

この状態を、コルチゾールを分泌する副腎の側から見てみましょう。

ストレスを感じると、脳は副腎に対して「ストレスに対抗するホルモンを分泌しなさい」と指示を出します。指示を受けた副腎は、脳の指令に従って忠実に働こうとするものの、自身の容量を超えるコルチゾールは分泌できず、常に枯渇状態に陥って疲れ切ってしまう……。これが**「副腎疲労」**です。

副腎は、体の基本的な機能・働きを調整していますが、その副腎が疲れて機能不全に陥ってしまえば、体のあちこちに不調や不都合が生じることになるのです。

副腎疲労の状態

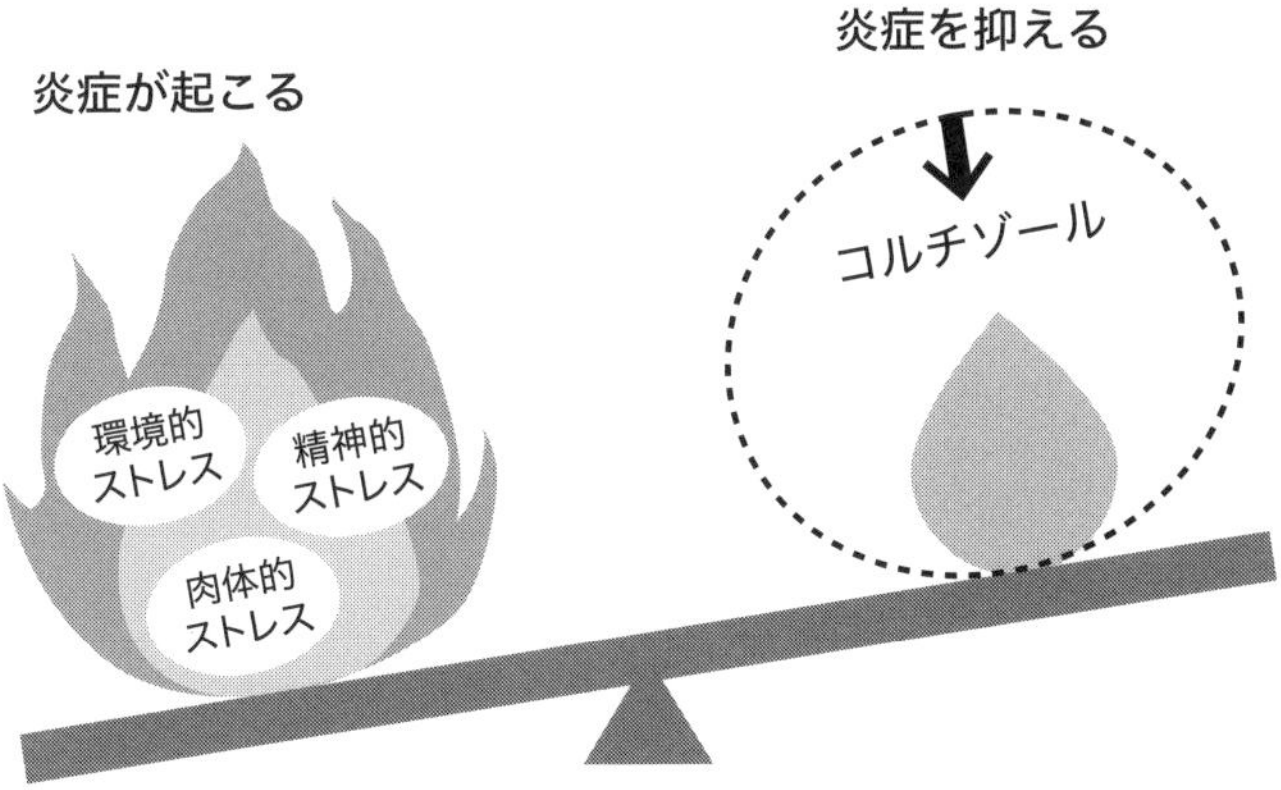
炎症を抑える
炎症が起こる
コルチゾール
環境的ストレス
精神的ストレス
肉体的ストレス

炎症の規模がコルチゾールの許容量より大きいと、炎症の蔓延を抑えることができず、老化の加速やさまざまな不調・疾病が表れる。

大切なのはバランス

副腎疲労の状態は、シーソーにたとえることができます。

炎症を慢性化させるさまざまなストレスの量と、それに対処しようとするコルチゾールの量のバランスが取れなくなったとき、副腎疲労が生じます。

なお、コルチゾールの分泌量には個人差があります。また、コルチゾールの分泌量が多すぎても不調をきたします。

つまり、シーソーのあり方は人それぞれですが、それぞれのシーソーで、**うまくバランスを取ることが大切**だということです。

副腎疲労によって表れるさまざまな老化症状

副腎疲労による不調は多岐にわたります

私たちの体内で分泌されるホルモンは、体の調子を整えてくれる大切なものです。例えば**更年期障害**は、年齢とともに女性ホルモンのバランスが変わっていくことにともなう体の不調です。では、副腎疲労にともなって生じる体の不調にはどのようなものがあるのでしょうか？　いくつか例を挙げてみましょう。

☑眠れない・眠りが浅い

コルチゾールは朝の目覚めをサポートしています。コルチゾールには1日の分泌リズムがあり午前4～6時くらいから徐々に増えはじめ、午前8時頃に1日の分泌量のピークに達し、午後から夜に向かっては徐々に減少します。副腎が疲労すると、この正常なリズムが乱れ、朝になってもスッキリ目覚められないことがあります。

コルチゾールの分泌リズム

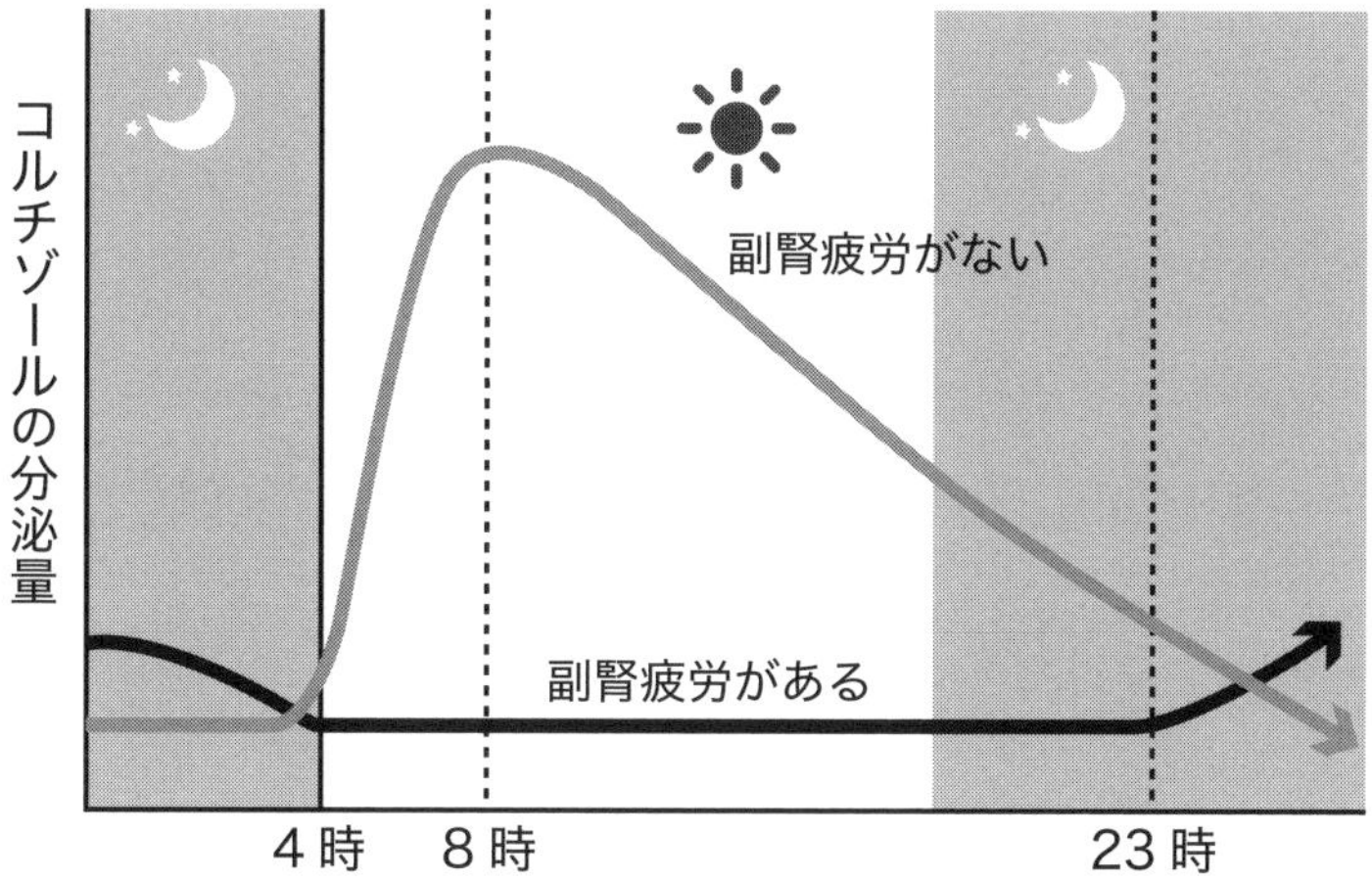
コルチゾールの分泌量
副腎疲労がない
副腎疲労がある
4時
8時
23時

☑体がだるい・うつ

副腎が疲れ切ってしまうと、体や心を攻撃してくるもの（ストレス）に対応できなくなるので、ぐったりしてしまい、閉じこもりがちになります。これは、副腎からのSOSです。外出を避けたり、余計な感情を持たないようにしたりすることで、さらなるストレスの応酬を防ごうとしているのです。

私たちの副腎疲労外来を訪れる人には、すでに「うつ」の診断を受けている人が多くいます。しかし、**副腎疲労によるうつ症状の場合、抗うつ剤ではなかなか効果が出ない**のが実情です。

☑便秘・下痢

コルチゾールの分泌が不足すると、胃腸粘膜の修復機能もうまく働かなくなります。腸粘膜や腸粘液は腸の潤いを保ち、食物や排泄物《はいせつぶつ》が腸の中をスムーズに通過できるようにしています。胃腸の傷みを修復するのもコルチゾールの役目ですが、副腎が疲労するとうまく働かなくなり、便秘や下痢、お腹のハリなどの不調を起こします。

「便秘や下痢などの腸の不調があれば必ず副腎疲労だ」というわけではありませんが、一方で**「副腎が疲れている人で、腸のトラブルがない人はいない」**と言い切ることができるほど、腸の不調と副腎の関係は密接です。

☑肌の乾燥やたるみ・髪のパサつき

ある程度の年齢に達した女性の多くが悩む乾燥肌やたるみ、そして髪のパサつき。「年だから」と諦めている人も多いのですが、実は副腎疲労がそれらの症状を加速させているのかもしれません。

副腎はすべてのホルモンの土台なので、副腎が弱ると、それにともなって甲状腺も弱ります。甲状腺の機能が低下すると、体が冷え、髪や肌に潤いがなくなります。また、コルチゾールの分泌量が少なくなると、目の周りが黒ずむこともあります。

☑生活習慣病

高血圧や肥満、糖尿病、脂質異常症、動脈硬化などのいわゆる「生活習慣病」の原因にも、副腎疲労が考えられる場合があります。

副腎が疲れてしまってコルチゾールの分泌が低下した環境で、慢性的に炎症反応が続いたために、それらの症状が表れているのかもしれません。

☑骨粗鬆症

骨粗鬆症《こつそしょうしょう》には、女性ホルモンが大きく関係しています。

卵巣から分泌されるエストロゲンは骨の新陳代謝に深く関与していますが、閉経を迎えると、分泌が急激に減ります。本来であれば、エストロゲンの分泌は卵巣から副腎へと引き継がれるのですが、副腎が疲れているとその役目を引き継げず、骨の形成が追いつかなくなるのです。

副腎疲労は脳にも影響する

●「ブレインフォグ」はひどい副腎疲労です

「もの忘れがひどい」「ボケてきている？」などの不安や悩みを、年齢のせいにしていませんか？　これらの原因にも副腎疲労が考えられることがあります。

例えば、ついさっきのことが思い出せない、読書をしても内容がいまひとつ理解できない、といったことはありませんか？　こうしたことについて、特にひどい状態を**「ブレインフォグ」**と言います。フォグとは英語で霧のことで、頭の中に霧がかかったような状態になり、ぼんやりとしてしまうことを指します。

記憶を司るのは、脳の**「海馬《かいば》」**と呼ばれる部位です。私たちは、刺激を受け取ると、一時的に海馬に記憶として、その情報を保管します。しかし、ひどいストレスによってコルチゾールの分泌量が急増すると、海馬が傷ついてしまい、**記憶力や思考力が低下**してしまうのです。

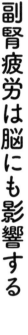

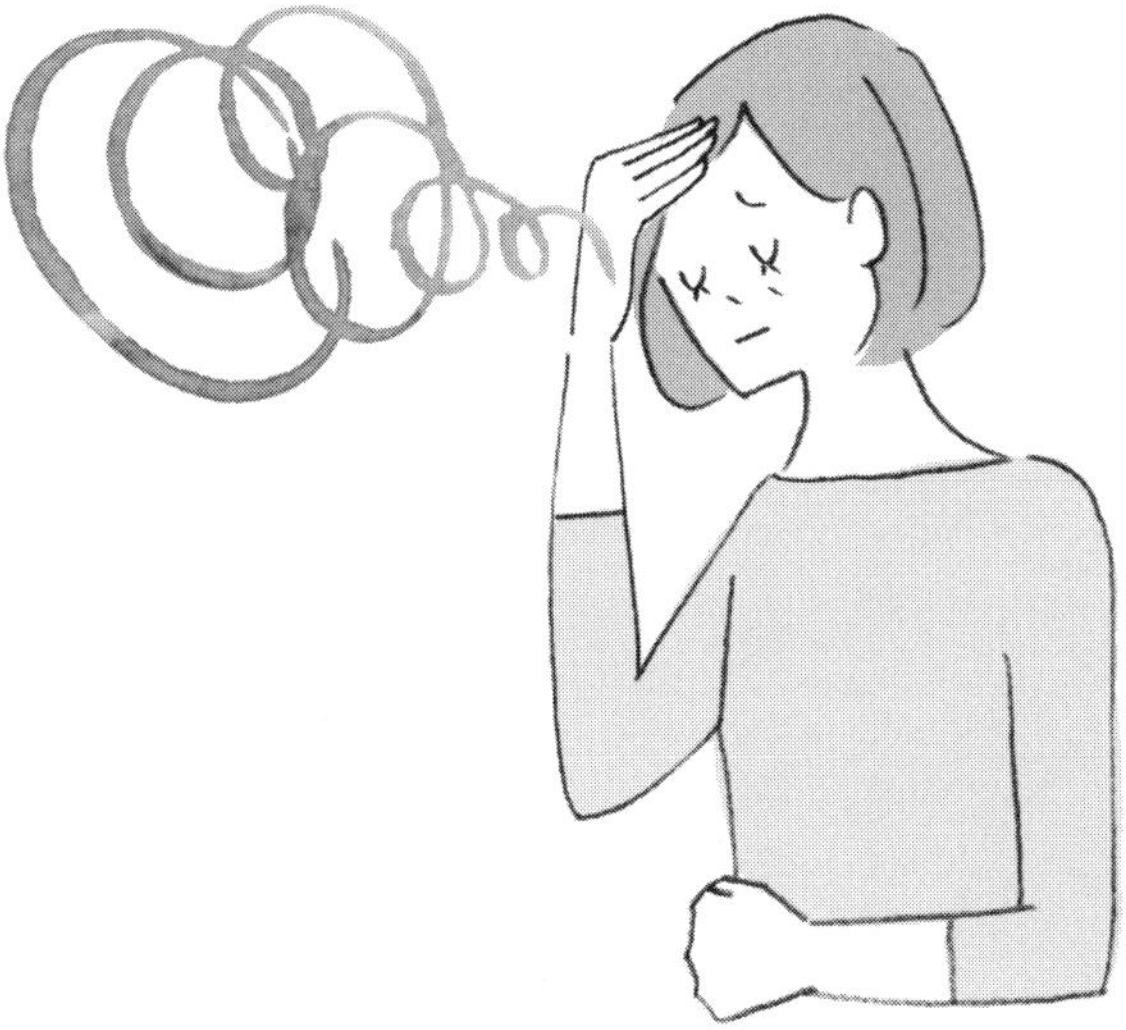

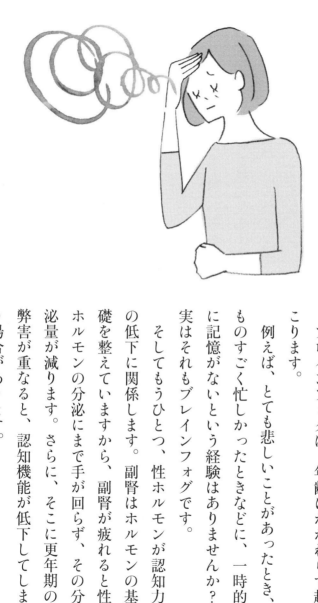

ブレインフォグは年齢を問いません

ブレインフォグは、年齢にかかわらず起こります。

例えば、とても悲しいことがあったとき、ものすごく忙しかったときなどに、一時的に記憶がないという経験はありませんか？　実はそれもブレインフォグです。

そしてもうひとつ、性ホルモンが認知力の低下に関係します。副腎はホルモンの基礎を整えていますから、副腎が疲れると性ホルモンの分泌にまで手が回らず、その分泌量が減ります。さらに、そこに更年期の弊害が重なると、認知機能が低下してしまう場合があります。

アレルギーもがんも副腎疲労が原因?!

花粉症は目と鼻の炎症です

アレルギー性鼻炎や**花粉症**、**気管支喘息《ぜんそく》**などのアレルギー症状も、炎症が原因です。副腎が疲れてしまってコルチゾールの分泌量が足りなくなると、原因となる炎症が慢性化し、突然アレルギー症状が発症したり、悪化したりするのです。

例えば、いまや日本人の25%が悩んでいると言われる花粉症の原因は、花粉によって引き起こされる目と鼻の炎症です。目が赤くなったり、鼻の粘膜が腫れて鼻詰まりになったりします。

また、気管支喘息も、鼻の炎症と密接に関わっています。気管支喘息の原因は気管支の炎症です。かつては気道を広げる治療が行なわれていましたが、近年は気管支の炎症を抑える治療に変わってきています。その効果もあり、喘息で亡くなる人が、近年は激減しています。

がんも炎症が原因だと考えられています

また、**がん**も炎症が原因であるということがわかってきました。

胃がんを例に考えてみましょう。ピロリ菌に感染すると、ピロリ菌がつくり出すアンモニアが胃酸を中和してしまったり、ピロリ菌が毒素などを発生させたりして、胃の粘膜に炎症を起こします。その炎症が長く続くと、胃がんにつながります。

もう少し複雑な例もあります。

私たちの体を構成している細胞は常に分裂を繰り返しています。しかし、体内に慢性炎症があると、細胞分裂の際にDNA情報のコピーにエラーが起きるのです。

DNA情報は細胞の設計図なので、そこにエラーがあると本来の機能が欠如したり、余分な機能が追加されたりという不自然なことが起こります。これが、がん化してしまうのです。

ただし、私たちの体内にはそれを修復する**「免疫」**という仕組みがあるので、エラーでできたがん細胞も、ほとんどは駆除されます。しかし、体内の慢性炎症によって免疫が疲弊しているとがん細胞を退治できず、がんになってしまうことがあるのです。

現代人の暮らしと副腎の負担

「がんばり屋さん」の副腎は疲弊しやすいのです

先にも説明しましたが、ストレスは心的なものばかりではありません。体に対してネガティブに働きかけるものも、すべてストレスと言えます。

例えば、屋外を歩いていると自動車などの排気ガスを吸ってしまうことになりますが、これもストレスです。加工食品にはさまざまな食品添加物が入っていますが、これもストレスです。過労や睡眠不足、不規則な食生活、イライラ、人間関係、思い通りにならないこと……。数え上げればキリがありません。現代の私たちの生活は、常にストレスに取り囲まれているのです。

しかし、ストレスの感じ方は人それぞれです。ストレス過多、副腎疲労に陥りやすい人には、ひとつの傾向があります。それは**「がんばりすぎること」**です。真面目《まじめ》で責任感が強く、いつも向上心をもって自分を叱咤激励《しったげきれい》し続ける人や、いつも自分の感情にフタをしている人などに、副腎の疲れが多く見られます。そういう人は、「疲れたな」と感じても、「怠けちゃいけない」とがんばってしまうのです。

ストレスによって不調をきたすときは、3つの段階を経過します。第2段階までに副腎をケアし、ストレスに対抗できるようにしておくことが望まれます。

第1段階　警告期

自覚症状はほとんどありませんが、副腎には負担がかかりはじめています。寝つきが悪くなったり、疲れやすくなったりします。

第2段階　抵抗期

ストレスを自覚していますが、それに負けまいと抵抗します。副腎からは大量のコルチゾールが分泌され、感情の起伏が激しくなります。

第3段階　倦憊期《けんぱいき》

疲れがピークに達し、ストレスに関連した疾患が見られるようになります。長期間この状態が続くと心身が衰弱し、うつ症状が出てくることもあります。

3つのストレス

副腎疲労の最大の原因となるストレスを分類してみましょう

これまでに、私たち現代人の暮らしが「ストレスまみれ」であることを述べました。ここで、身のまわりのストレスを、3つに分類して考えてみましょう。

私たちの日常生活においては、どれかひとつのストレスだけが原因となることはほとんどなく、これら3つのストレスが複合的に絡み合い、状況を複雑にしていることが多いものです。

①肉体的ストレス

睡眠が不足している、疲れが溜まっているというような、物理的、身体的な疲労などによるストレスのことです。

②環境的ストレス

衣食住にまつわることに原因があるストレスです。口や鼻から入るもの、肌から吸収されるものなどです。

③精神的ストレス

心の負担のことです。セクシュアルハラスメントやパワーハラスメント、人間関係の不和、介護問題など、「出口の見えにくい苦境」がこれに当てはまります。

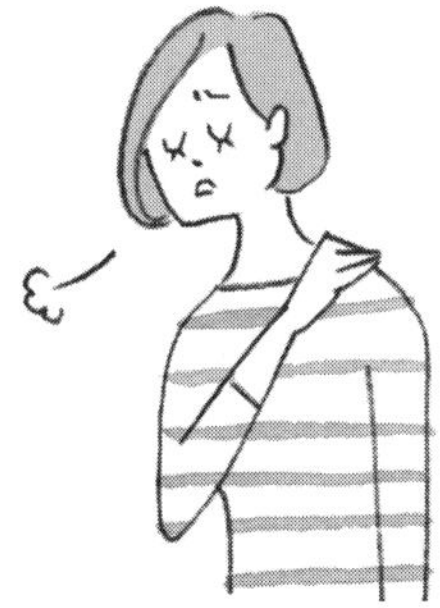

肉体的ストレス

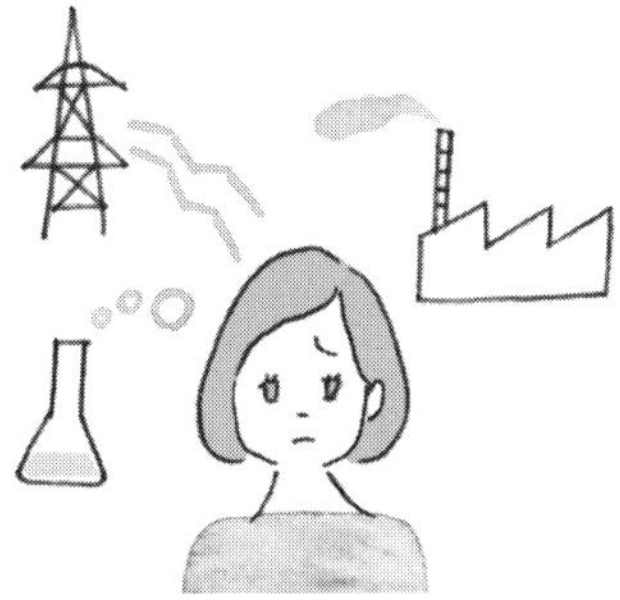

環境的ストレス

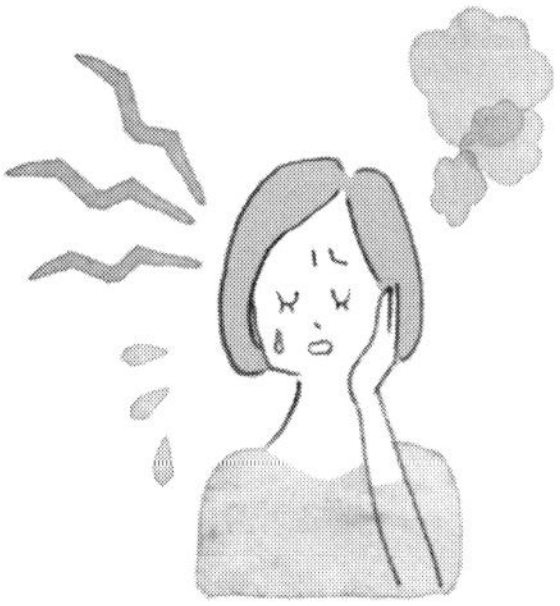

精神的ストレス

ストレスを軽減して副腎を元気にしましょう

これまでに説明してきた通り、**副腎疲労とは、副腎の許容量に対してストレス過多になってしまった状態**を言います。

では、副腎疲労を解消するには、どうしたらよいのでしょうか？

方法は2つあります。

ひとつは、**副腎を鍛えて、副腎の許容量を増やす**こと。

もうひとつは、**ストレスをできるだけ減らして、副腎の負担を軽くする**ことです。

現代の私たちの暮らしの中には、体に対してネガティブに作用するものが、非常にたくさんあります。そのような状況で、それらに負けない副腎を鍛え上げることは、なかなか困難です。

ここはやはり、副腎を労《いたわ》ってあげること、副腎の負担をできるだけ軽減していくことが、私たちには得策なのではないでしょうか。

次のパートからは、3つのストレスそれぞれに「負けない」ために、今日から私たちにできる、具体的な方法を説明していきます。

PART 3

副腎の疲れを癒す「体のゆるめ方」

体をゆるめて「肉体的ストレス」を解消

物理的な体の負担が「肉体的ストレス」です

前パートの終わりで、ストレスを3つに分類しました。本パートでは、その第一に挙げた**「肉体的ストレス」**の解消法を紹介します。

その前にまず、肉体的ストレスとはどんなものか、改めて紹介しておきましょう。

肉体的ストレスとは、睡眠不足や疲れ、痛み、違和感などです。もっと具体的に言うと、長時間労働やオーバーワーク、不規則な勤務時間、スマートフォン（スマホ）やパソコンのブルーライトによる刺激、近隣の工事の騒音、持病による苦痛など……。

さらに細かなところでは、いつも使っているイスが体に合っていない、キッチンのシンクが低すぎたり高すぎたりといったことも、肉体的ストレスと言えます。

あなた自身が「疲れるな」「しっくりこないな」「イヤだな」と感じているときには、副腎にもすでに負担がかかっていると考えてよいでしょう。

ストレスの原因を取り除いてリラックスすることが大切です

肉体的ストレスを軽減、解消するには、ストレスの原因を取り除くのが最善です。例えば、睡眠不足だったり、疲れが溜まっていたりするのであれば、ゆっくりと休み、充分に睡眠時間が取れるようにしましょう。

また、ブルーライトの刺激を取り除くには、スマホやパソコンを見る時間を減らすこと。特に睡眠前にブルーライトを浴びると脳が覚醒するので、寝室にはスマホを持ち込まないほうがよいでしょう。イスや寝具が体に合わないという悩みの解消には、「思い切って買い替える」という方法もあります。

肉体的ストレスを受け続けていると、関節や筋肉など、体全体がガチガチに固まってしまいます。そんなときは、簡単な運動やストレッチをして、体をゆるめてあげることがおすすめです。

ただし気をつけたいのは、**決して無理をしないこと**。副腎疲労に陥っている人は、とかく何事にも一所懸命に取り組みすぎる傾向があります。ストレスを軽減するための運動やストレッチが、新たなストレスとなってしまっては、本末転倒です。

「原始反射」を知っていますか？

肉体的ストレスの原因として原始反射に注目しています

みなさんは、**「原始反射」**という言葉を聞いたことがありますか？

原始反射とは、**人間が生まれながらに持っている反射**のことで、生まれたばかりで何もできない赤ちゃんが生き延びるために大切なものです。赤ちゃんはまだ目が見えていないにもかかわらず、お母さんの乳首を口元に近づけると、キュッと吸いつきます。これを「吸啜《きゅうてつ》反射」と言います。また、大きな音がすると、両手を広げて何かに抱きつこうとするような動きをします。これを「モロー反射」と言います。

ほかにもさまざまな反射があるのですが、この原始反射が、副腎疲労に大きく関わっているのではないかと、私たちは考えています。原始反射は多くの場合、発育・成長とともに消滅するのですが、部分的に残ってしまうことがあります。そして、その残った原始反射が、体を常に緊張状態にしていると考えられるのです。

エクササイズで原始反射を取り除きましょう

近年の子どもたちを見ていると、本来消滅しているはずの原始反射が残っていることに気がつきます。原始反射は、単に年齢が上がれば消えるというものではなく、体に刺激を与えることで消えていくものです。

かつては、遊びの中で受ける刺激によって原始反射は消えていったのですが、現代の子どもたちには屋外で体を動かして遊ぶ機会がほとんどなく、原始反射がいつまでも残ってしまうのです。そして、原始反射による肉体的ストレスが積み重なって副腎が疲労していることが、「やる気がない」「ひきこもりがち」「姿勢が乱れる」という状態を招いていると考えられます。もし、このような悩みを抱いている親御さんや子どもさんがいれば、原始反射や副腎疲労を教えてあげるとよいかもしれません。

子どもだけではなく大人でも、原始反射が残っている人は数多くいます。また、ショッキングな出来事やケガや病気に遭遇すると、原始反射が蘇《よみがえ》ることもあります。

次ページにチェックリストを掲載しますので、一度確認してみてください。

check!

こんなこと、ありませんか？

原始反射チェックリスト

- □大きな音や光に敏感だ
- □臆病・怖がりだ
- □姿勢が悪い・クネクネしていると言われる
- □イスの背もたれに思い切り寄りかかるのが怖い
- □イスに座ると同じ側の腕や足が伸びてしまう
- □イスに座って食事をしたり字を書いたりするときにひざを立てることが多い
- □細かい手作業が苦手だ
- □文字を書くのが遅い
- □乗りもの酔いしやすい
- □階段を下りるのが苦手だ

⬇ひとつでも当てはまる項目があれば、それは原始反射が残っている影響かもしれません。次ページから紹介するエクササイズを実践してみてください。

エクササイズを始める前に

腹式呼吸

深い呼吸で心と体をゆるめましょう。

1 ▶仰向けに寝て、下腹に両手をそっと当てます。

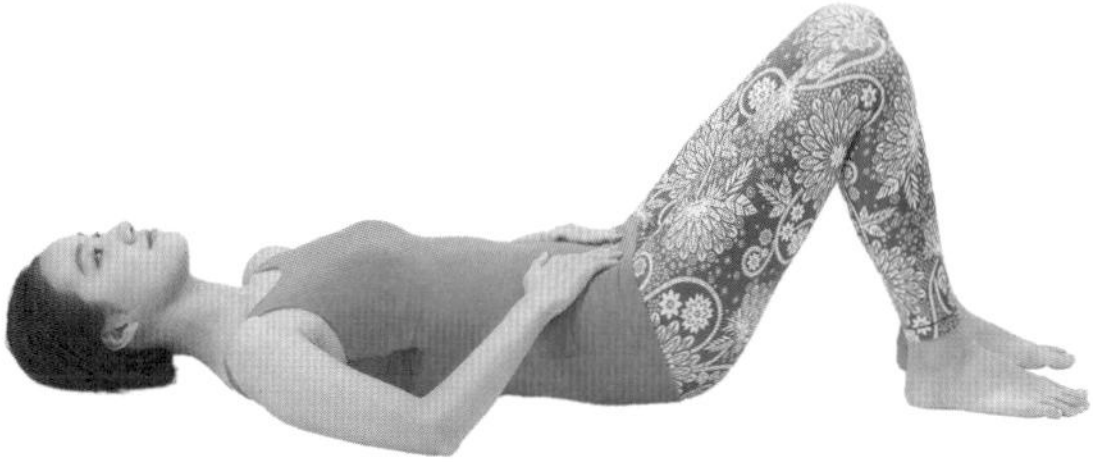

2 ▶目を閉じて、鼻から息を吸って、口から吐きます。

息を吸うときに下腹に当てた手をおなかで押し上げるような感覚で

頭の中で数を数えて、1、2、3、4で吸って5、6、7、8で吐きましょう

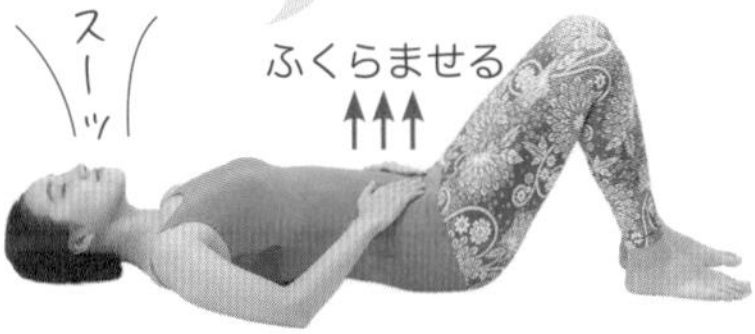
スーッ
ふくらませる

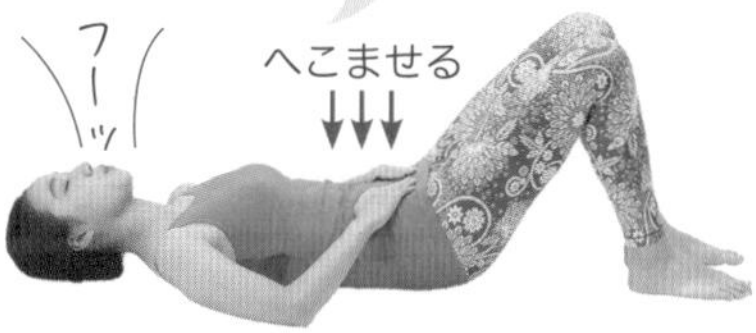
フーッ
へこませる

イスに座って行なっても大丈夫！

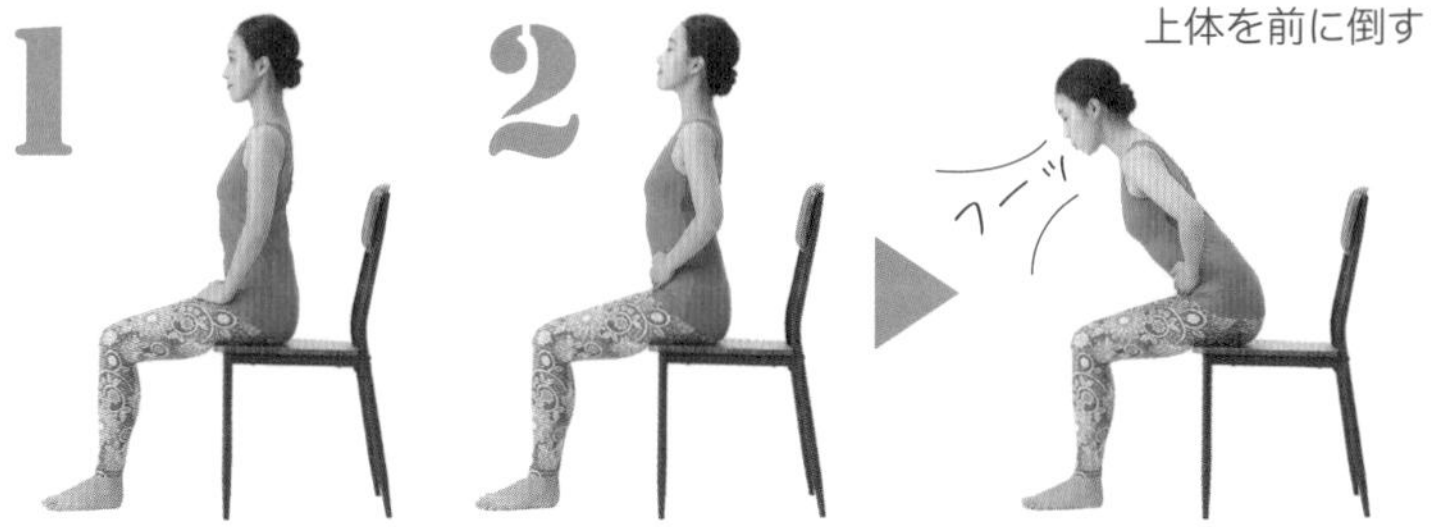
1
2
フーッ
上体を前に倒す

原始反射を取るエクササイズ①

ヒトデのストレッチ

1

▶背もたれのないイスに腰かけます。
▶口から息を吐きながら頭を下げ、腕を交差させた状態で5秒間息を止めます。

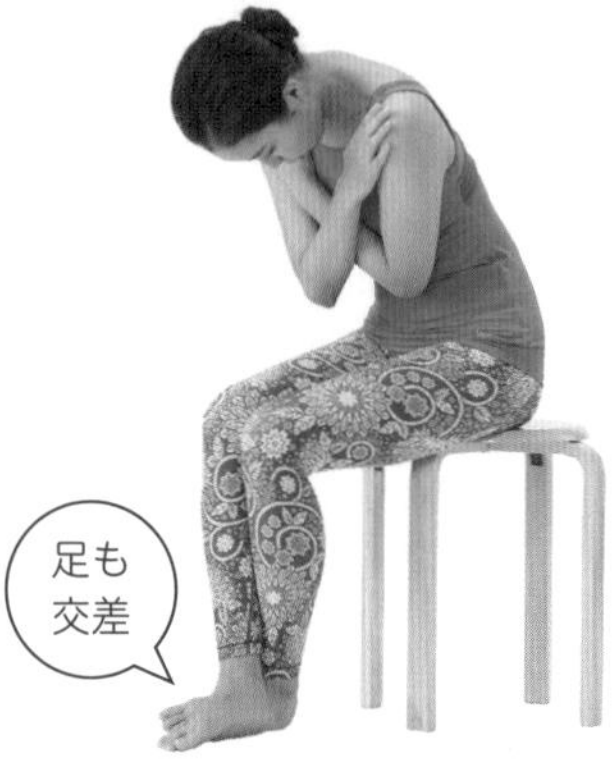
足も
交差

2

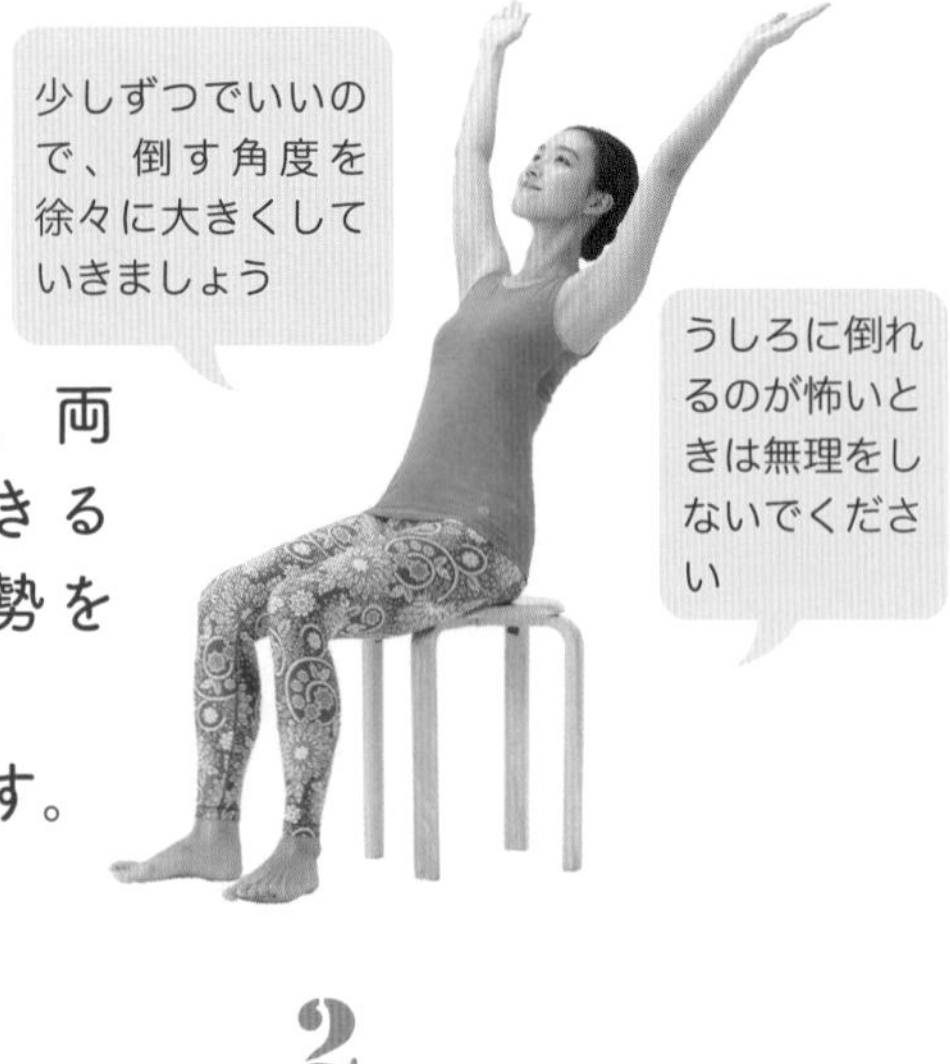
少しずつでいいので、倒す角度を徐々に大きくしていきましょう
うしろに倒れるのが怖いときは無理をしないでください

▶鼻から息を吸いながら、両手を広げ、上半身をできるだけうしろに倒して姿勢を維持します。
▶5秒たったら元に戻ります。

バランスボールを使っても効果的！

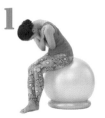

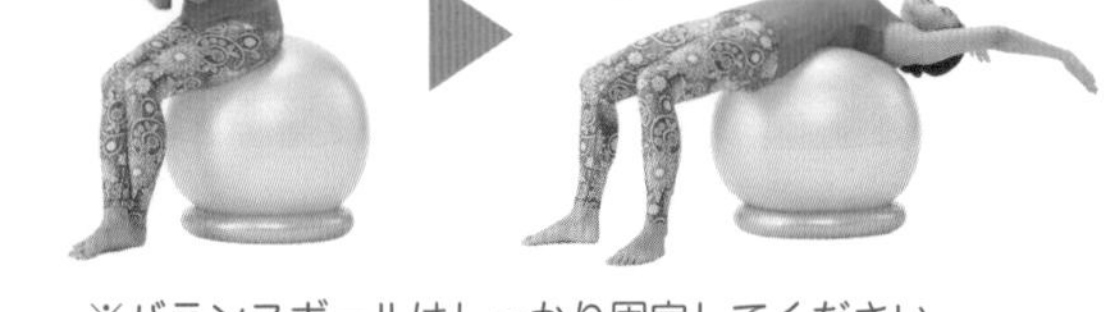
1
2

※バランスボールはしっかり固定してください。

「モロー反射」を取るストレッチです。モロー反射がなくなると落ち着きを取り戻し、集中力がいっそう高まります。

座ってうしろに倒れるのが難しいときは寝転がってやってみましょう！

1

▶仰向けに寝て、腕と足をできるだけ近づけます。
▶首ももちあげて5秒間息を止めます。

体を丸めるときは、おへそを見てできるだけ小さくなりましょう

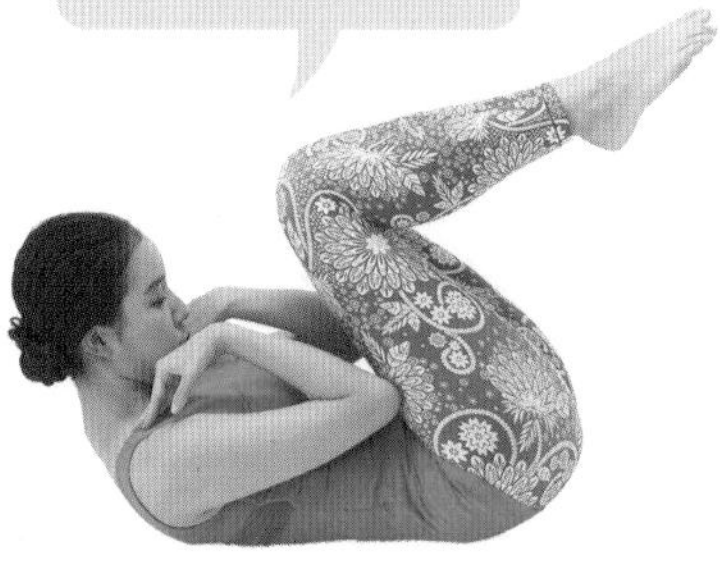

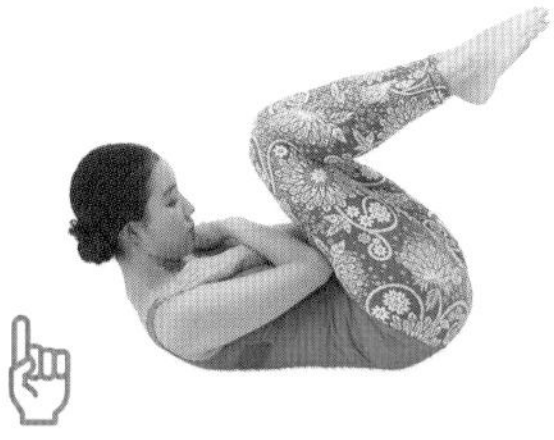

腕と足を交差させながら丸くなると、さらに効果的！

2

▶鼻から息を吸いながら、両腕と両足をできるだけ大きく伸ばします。

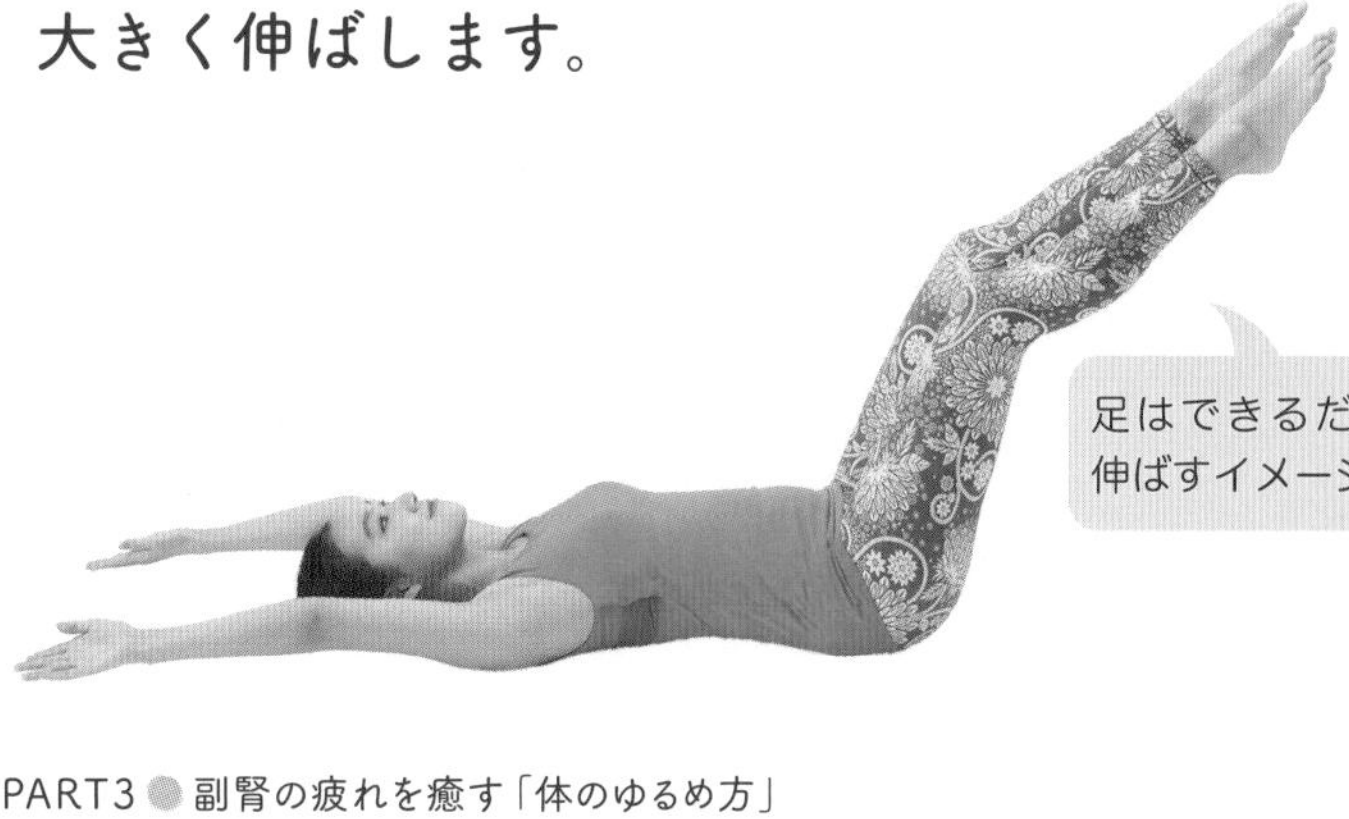

足はできるだけ遠くに伸ばすイメージで

原始反射を取るエクササイズ②

ポップコーンのストレッチ

1 ▶ひざを立てて仰向けに寝ます。

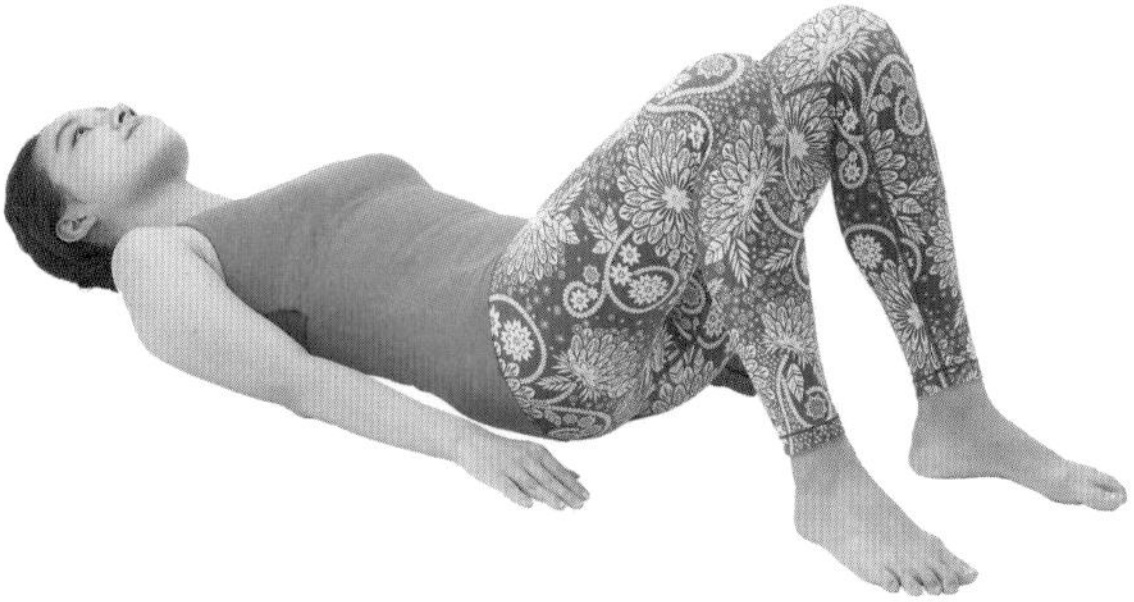

モロー反射 [51ページ]

乳児の顔を正面に向けて上体を少し起こしたあと、頭を急に落とすように動かすと、両腕をバンザイするように大きく伸ばして広げ、ゆっくりと何かに抱きつくような動作をする反射。

☞この反射が残っていると……

少しの刺激で驚いたり、ビクビクしたりしやすい。緊張しやすい。不安になりやすい、など。

緊張性迷路反射（TLR)

うつ伏せになると上半身が屈曲して腰が浮くような姿勢になり、仰向けになると全身が伸びた姿勢を保とうとする反射。

☞この反射が残っていると……

動くものを目で追うのが苦手。バランス感覚が悪い。乗り物酔いをしやすい。階段を下りるのが苦手、など。

「緊張性迷路反射（TLR)」を取るストレッチです。TLRが残っていると、頭を前後に動かすたびに筋肉の緊張に変化をきたします。TLRが取れるとバランス感覚がよくなり、集中力も向上します。

2

▶胸の上で両腕を交差させ、両足も交差させます。

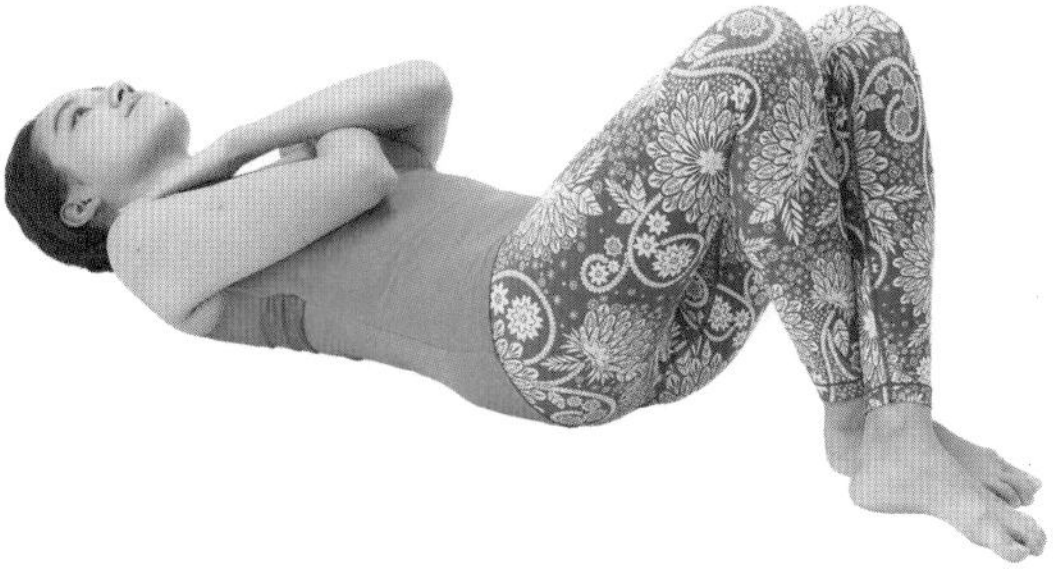

3

▶腹筋の力で起き上がります。
▶その際、両足を浮かせ、頭を腕の中に入れるようにして体を丸めます。

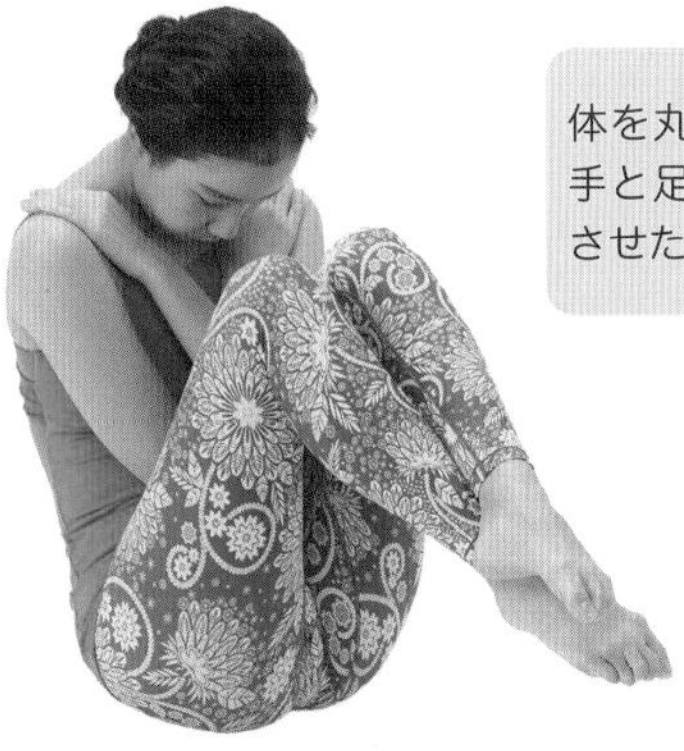

体を丸めるときには、手と足をしっかり交差させたままで

原始反射を取るエクササイズ③

スーパーヒーローのストレッチ

1 ▶うつ伏せに寝ます。

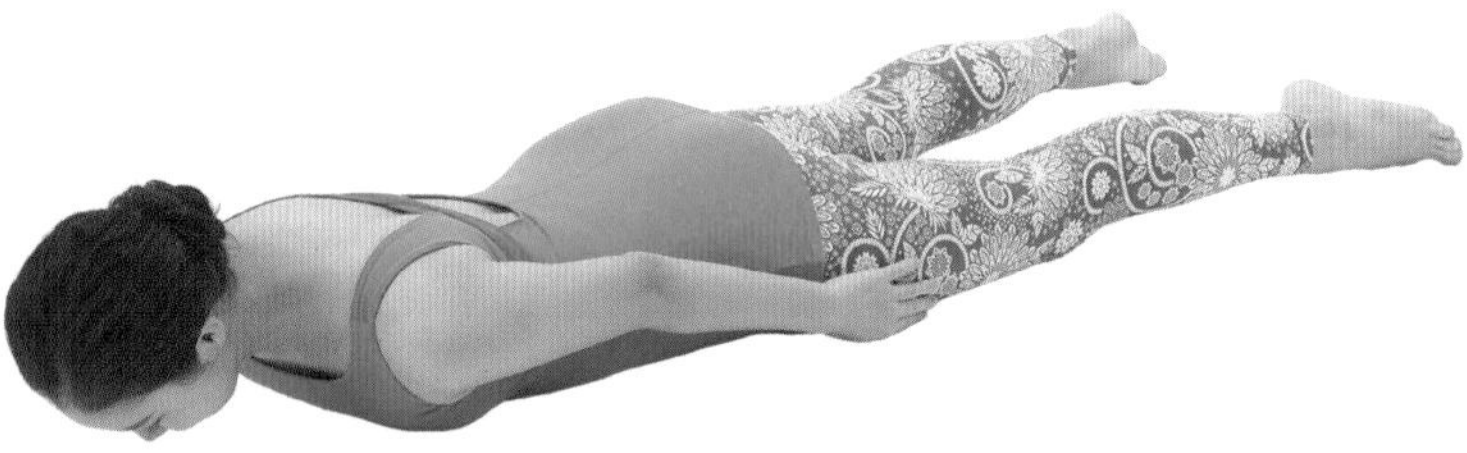

ランドウ反射

乳児をうつ伏せの状態で水平にすると、頭をあげて水平を保とうとするが、頭を下げると腰を曲げてハイハイをするような姿勢になる反射。

☞ この反射が残っていると……

バランス感覚が悪い。手と足を協調させる動作が苦手、など。

おもに「ランドウ反射」を取るストレッチです。ランドウ反射が残っていると上肢と下肢の連動がうまく図れません。緊張性迷路反射(TLR)を取るのにも効果的です。

2

▶両手両足を床から離して、できるだけ大きく伸ばします。
▶スーパーヒーローになったイメージで。
▶5秒維持したら手足を下ろします。

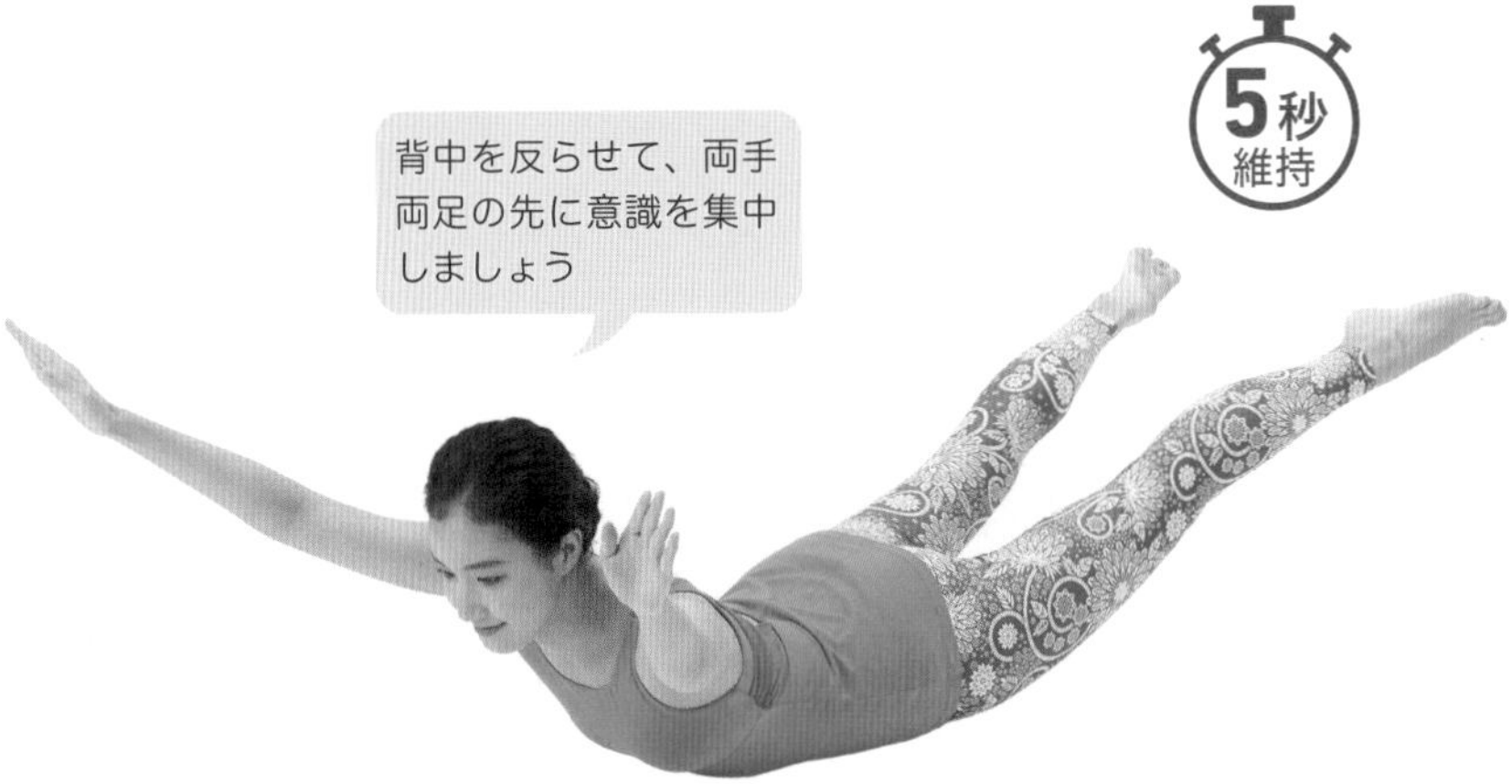
5秒
維持
背中を反らせて、両手両足の先に意識を集中しましょう

体の柔らかさや調子に合わせて、無理のない範囲で行ないましょう。

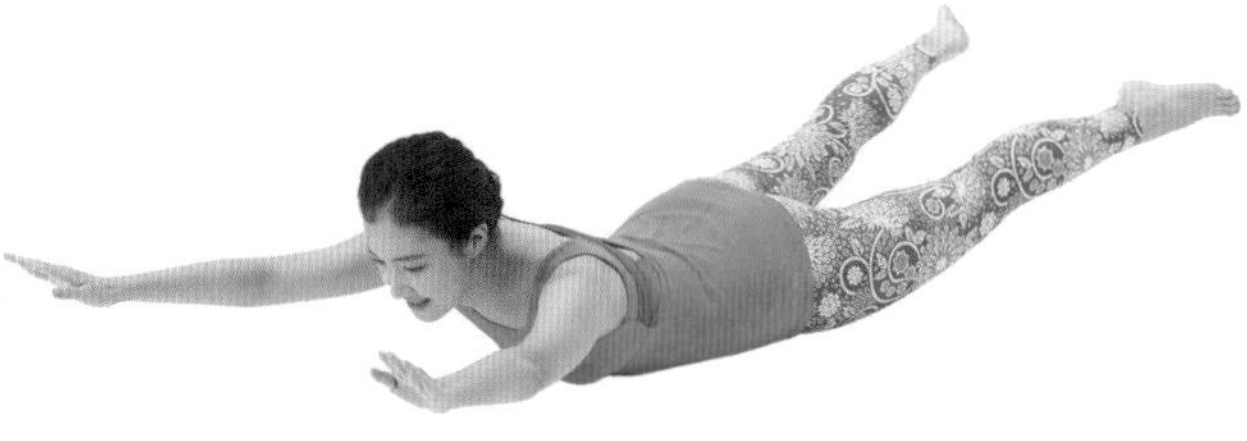

原始反射を取るエクササイズ④

花火のストレッチ

1 ▶仰向けに寝て、両腕を頭上に伸ばします。

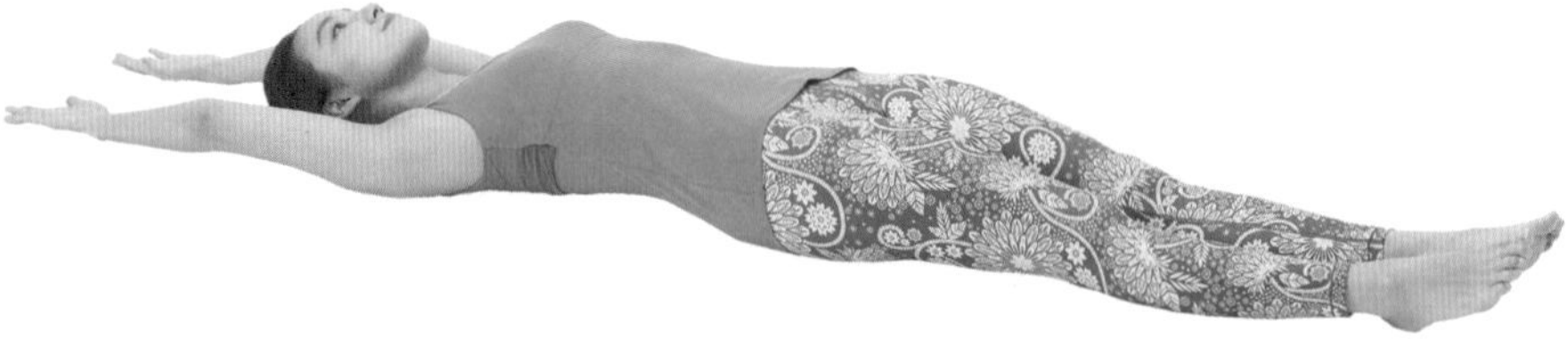

脊髄ガラント反射

乳児の腰周辺の背骨の片側をなでると、同じ側のおしりが持ち上がったり、同じ側に屈曲したりする反射。

☞ **この反射が残っていると……**

背骨の刺激に敏感。イスに座っても落ち着かない、など。

「脊髄ガラント反射」を取るストレッチです。脊髄ガラント反射が残っていると落ち着きがなく、子どもの場合には夜尿の要因にもなります。この反射が取れると落ち着きが出てきて、姿勢もよくなります。

2

▶そのままゆっくり両腕を外側に広げます。
▶同時に両足も開いて、大の字になりましょう。

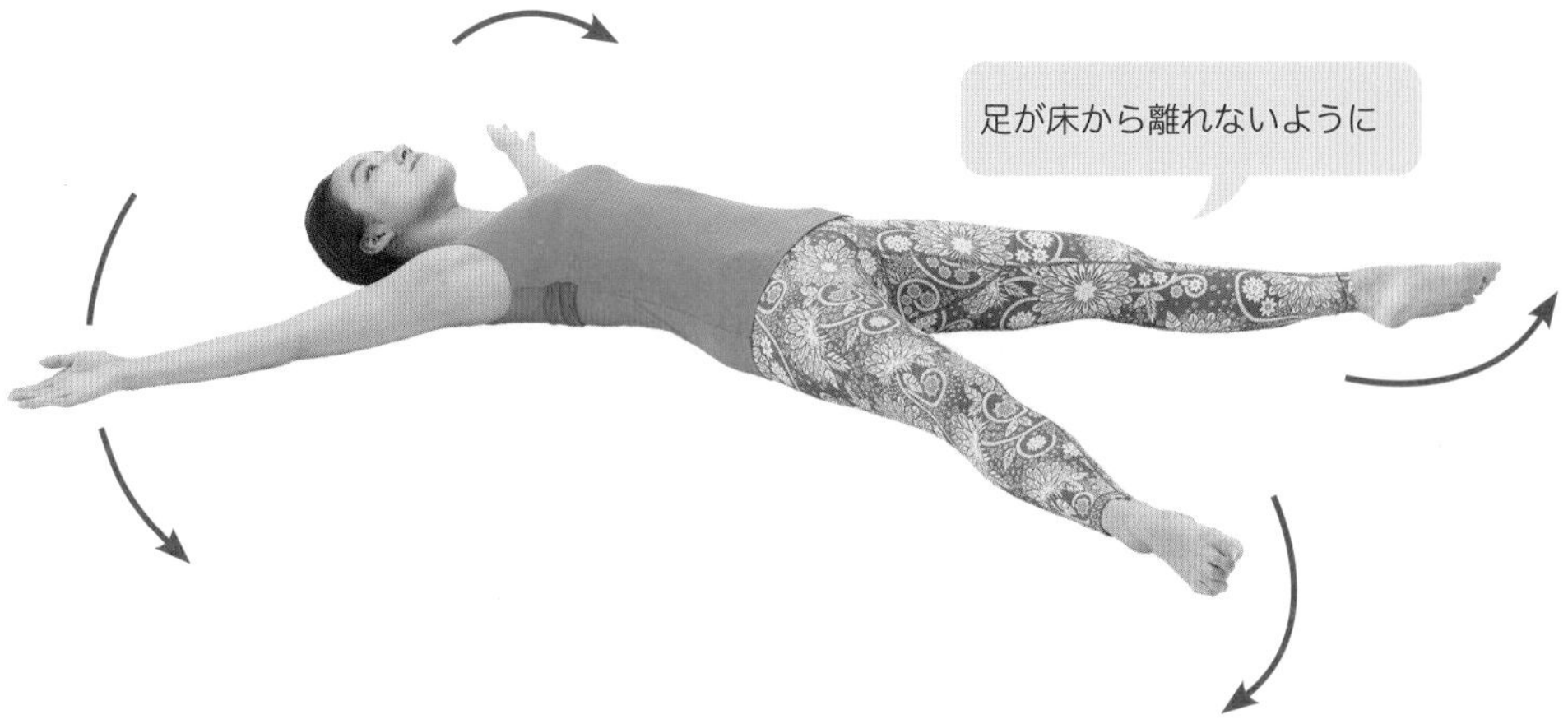

原始反射を取るエクササイズ⑤

ネコのストレッチ

1 ▶両手両足を床について、四つ這いの姿勢になります。

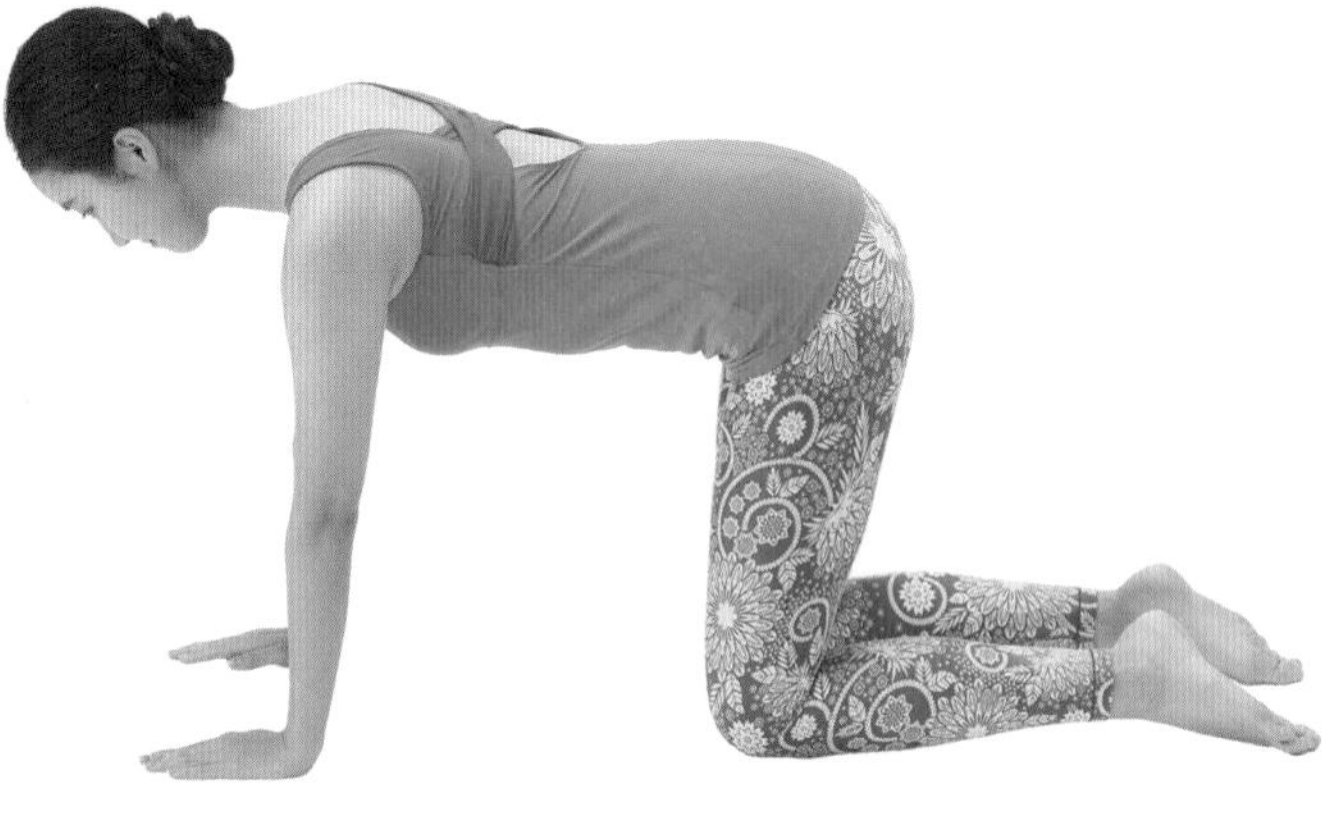

対称性緊張性頸反射（STNR）

乳児がうつ伏せの状態であごを上げると腕が伸びて足が屈曲し、あごを下げると腕が曲がって足が伸びる反射。

☞この反射が残っていると……

腕を伸ばしているとひざを曲げたくなる。腕が曲がっているとひざを伸ばしたくなる。イスに座るときイスの足に自分の足を絡める、など。

「対称性緊張性頸反射（STNR）」を取るストレッチです。上半身と下半身の連動を強化し、姿勢をよくします。この反射が残っている人は、足を伸ばすのが苦手で、ひざを曲げたくなるのが特徴です。

2

▶お尻をゆっくりとかかとに近づけていきます。
▶同時に頭を体の中に収めるようにします。
▶5秒維持したら1の姿勢に戻ります。

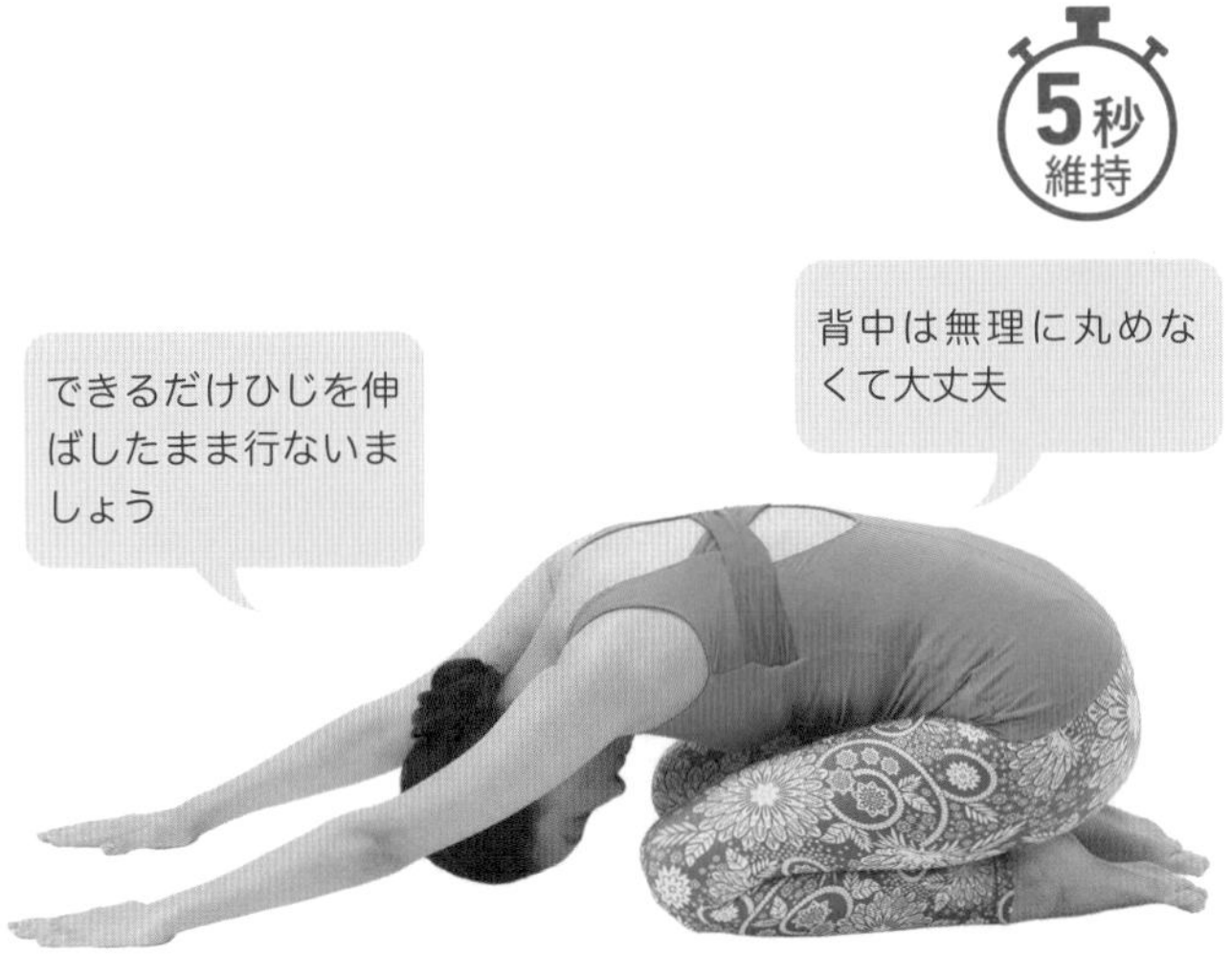
5秒
維持
背中は無理に丸めなくて大丈夫
できるだけひじを伸ばしたまま行ないましょう

非対称性緊張性頸反射（ATNR）［61ページ］

乳児を仰向けに寝かせて首を一方に向けると顔面側の手足が伸び、後頭側が屈曲する（首を右に向けると右の手足は伸び、左の手足が曲がる）反射。

この反射が残っていると……

片方の手が「お留守」になることが多い。字を書くときの姿勢が悪い。字を読むのが苦手。キャッチボールが苦手。ケガが多い、など。

原始反射を取るエクササイズ⑥

馬のストレッチ

1 ▶両手両足をついて、四つ這いの姿勢になります。

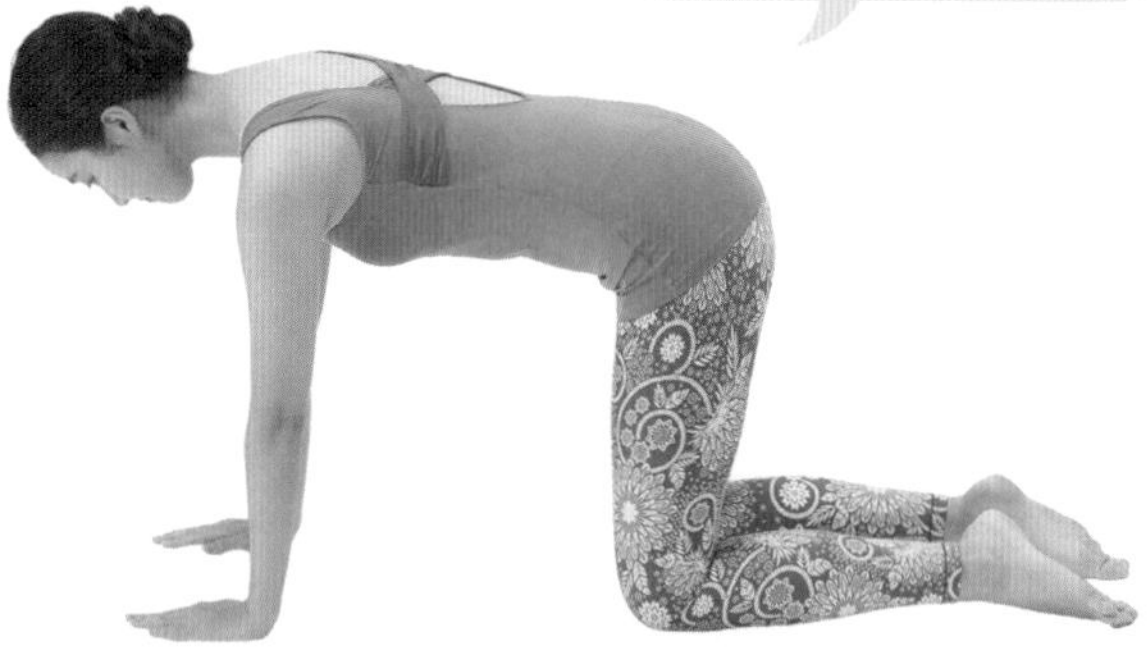
頭から背中、お尻までが
一直線になるように

2 ▶1の姿勢のまま、顔だけを左に向けます。

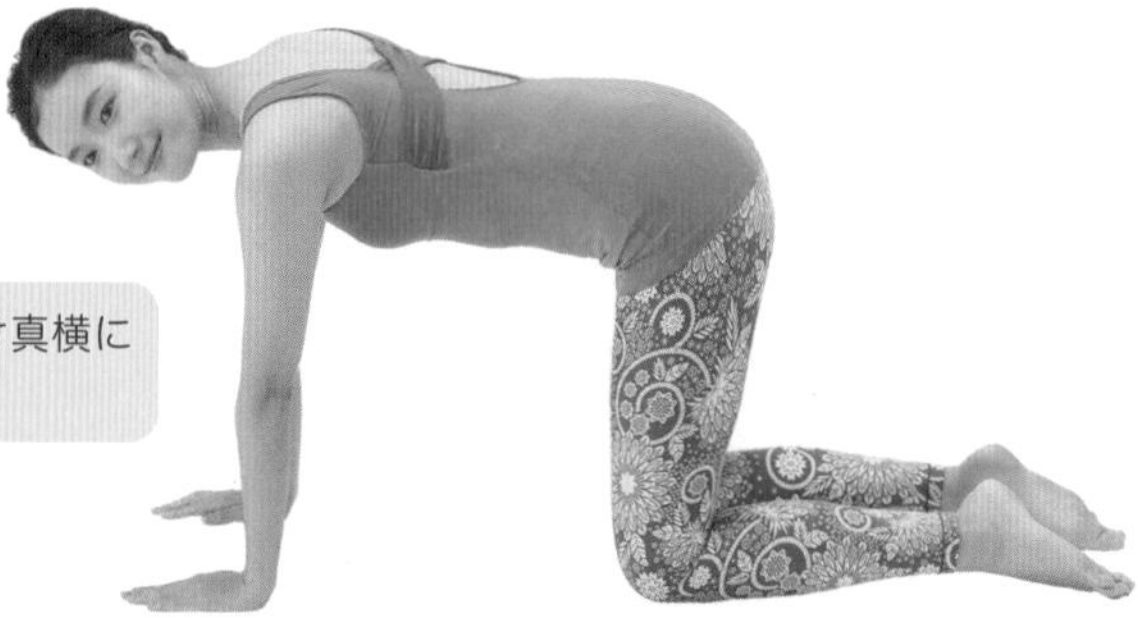
顔はできるだけ真横に
向ける

おもに「非対称性緊張性頸反射（ATNR)」を取るストレッチです。ATNRが残っている人は、文字を書くのが苦手で、食べ散らかしが多いなどの特徴があります。この反射が取れると、それらが改善します。

3 ▶2の姿勢を維持したまま、上半身を5～10回くらい前後に平行移動させます。
▶終わったら顔を反対に向け、同様の動きをします。

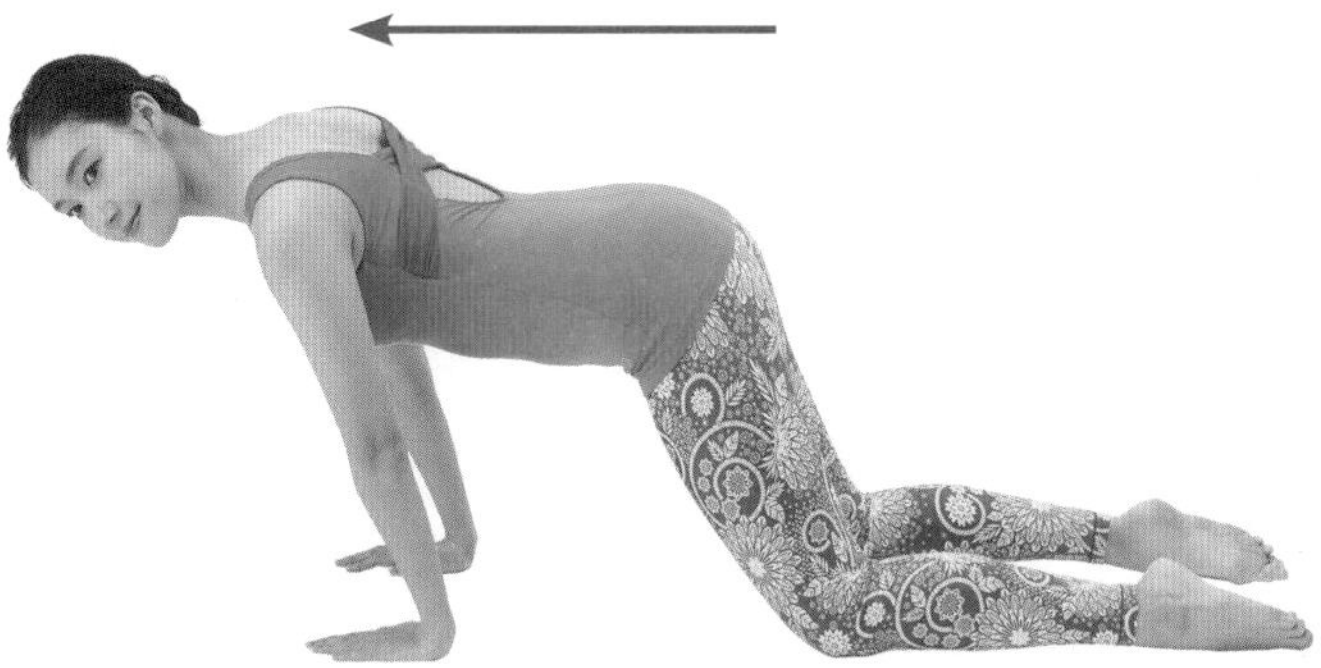

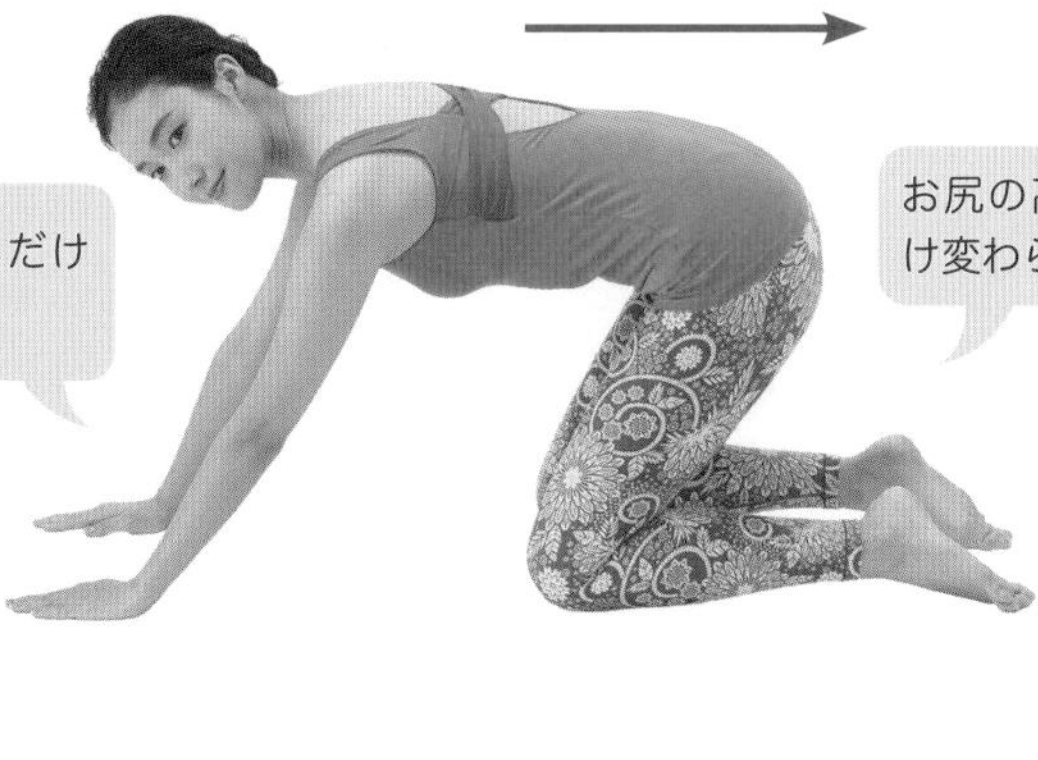
ひじはできるだけ伸ばしたまま
お尻の高さができるだけ変わらないように

エクササイズの最後に

カウント呼吸

1 ▶イスに腰かけます。

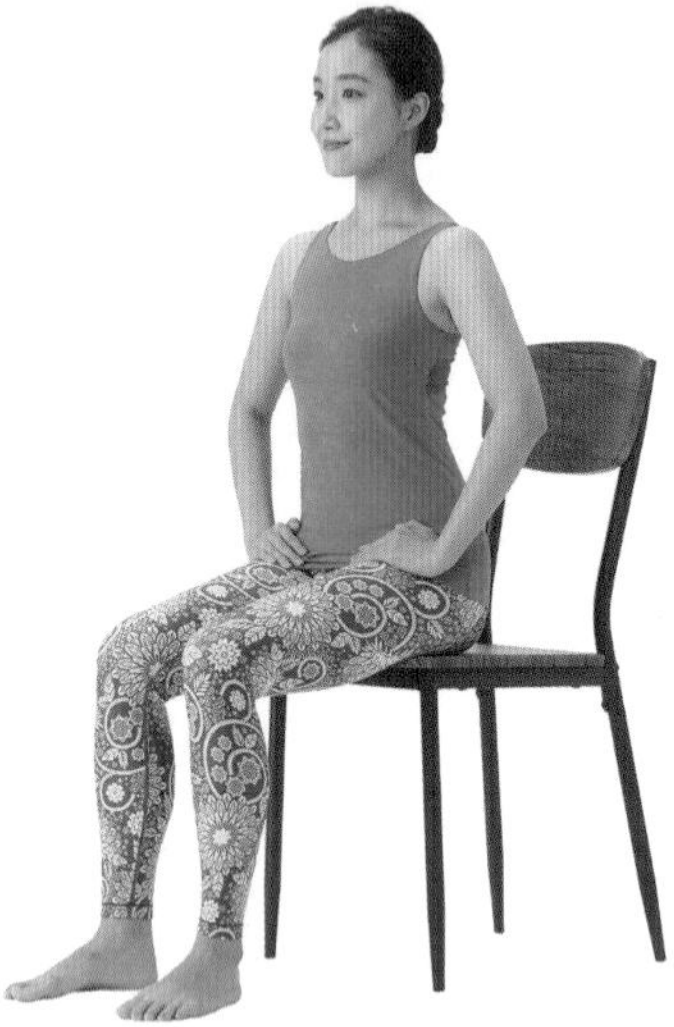

2 ▶目を閉じて下腹にそっと両手を当て、鼻から息を吸い込みながら、おなかに空気を入れるイメージでおなかをふくらませます（腹式呼吸）。

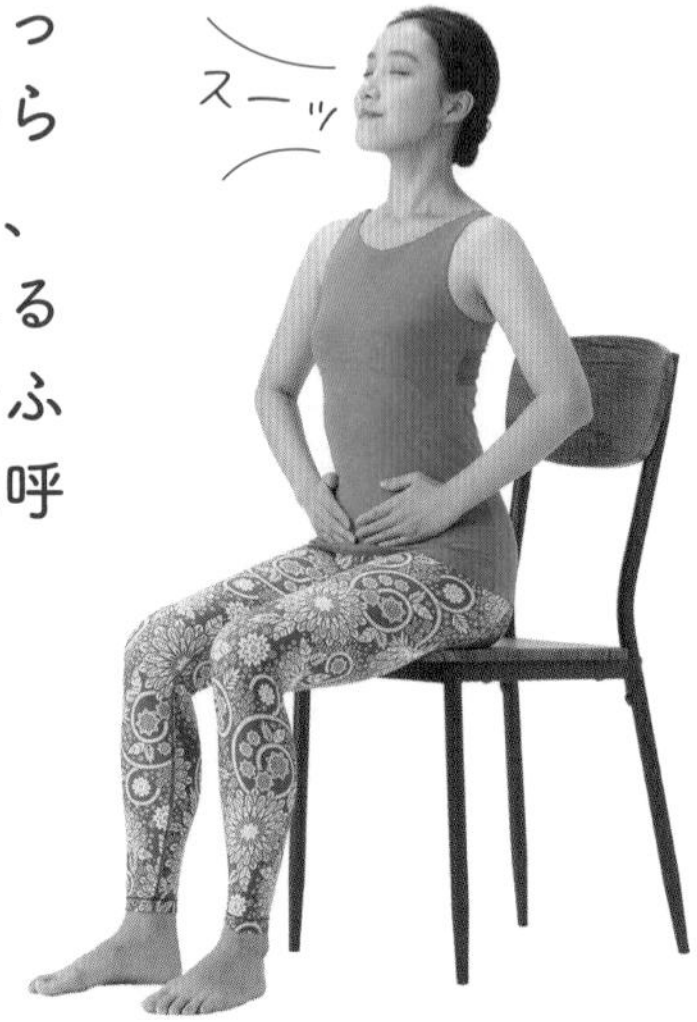

原始反射を取るエクササイズをひと通り終えたら、もう一度呼吸を整えて、体をゆるめます。静かな場所で行なうとよいでしょう。

3

▶口からフーッと息を吐きながら、おなかを引っ込めます。

▶このとき、「5、4、3、2、1」とゆっくりと頭の中でカウントし、「1」で息を吐き切ります。

▶この呼吸をゆっくりと3分程度繰り返し、気持ちが落ち着いたら、静かに目を開きます。

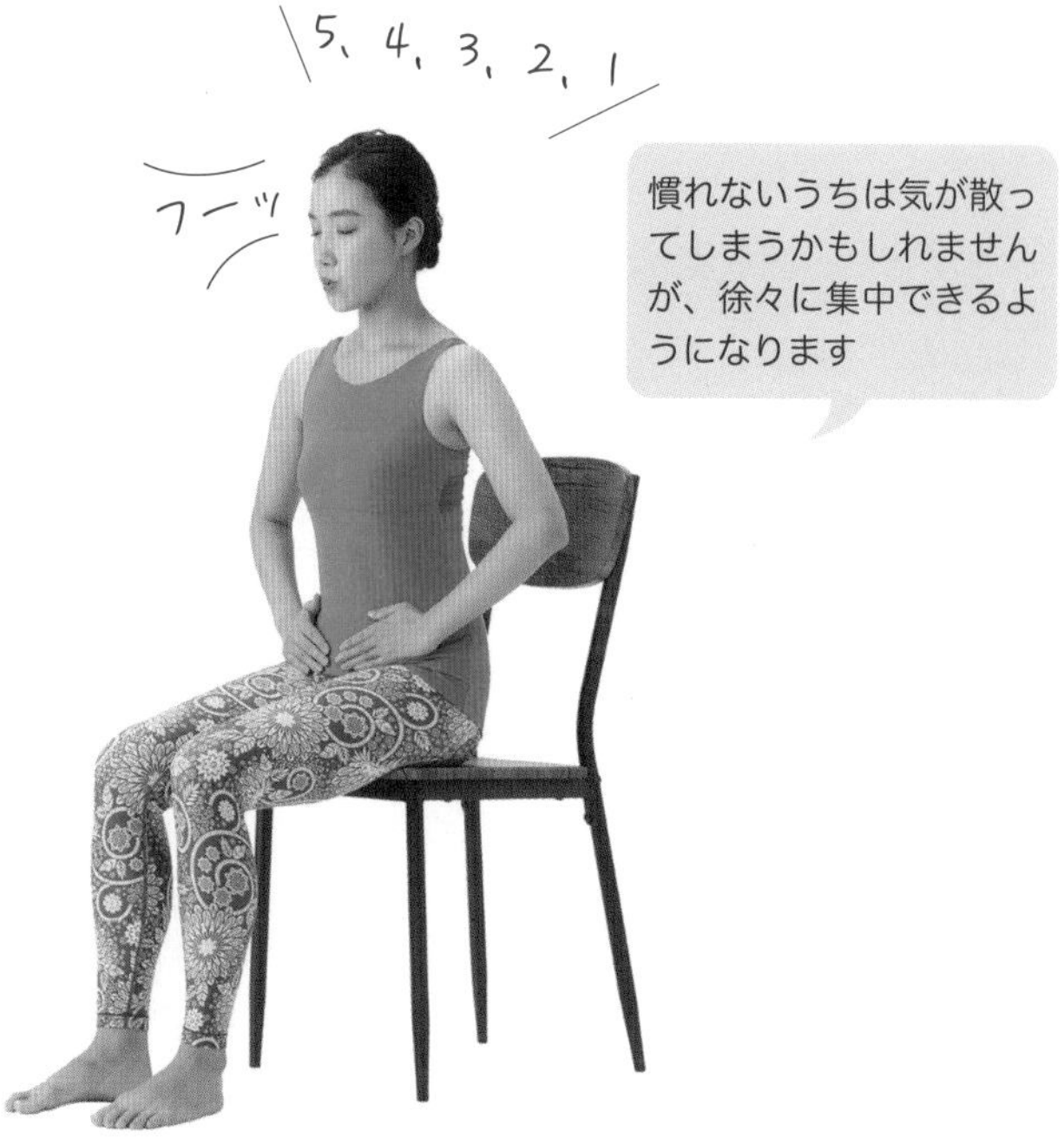
5、4、3、2、1
フーッ
慣れないうちは気が散ってしまうかもしれませんが、徐々に集中できるようになります

column

原始反射が戻ってしまう?!

原始反射は、医師の間だけでなく、一般にもよく知られていますが、成人しても残っている人がいることや、それがストレスの原因、ひいては副腎疲労につながっているということは、あまり知られていません。原因不明のクセ、体質と悩みながらも、諦めている人が多いのです。

ところで、この原始反射が残っていることでなんらかの不調をきたすのは、子どものほうが圧倒的に多いのですが、大人になっても残っている人がいること、そして、いったんなくなっている人も、何かの拍子に戻ってきてしまうことがあることを、本文中で述べました。

本書にはチェックリストも掲載しましたので、「なんだか最近体がギシギシするな」というふうに気になることがあれば、49〜63ページのエクササイズに取り組んでみてください。

PART 4

副腎の疲れを癒す「デトックス」

不要なものを体に入れず「環境的ストレス」を解消

●食べ物、衣服、住環境などが「環境的ストレス」です

このパートでは、**「環境的ストレス」**への対処方法を説明します。

環境的ストレスの筆頭に挙げられるのは**食生活**や**食べ物**です。「朝食抜き」や「ドカ食い」、栄養バランスを欠いた献立などに思い当たる節《ふし》はありませんか？

いずれも体に負担をかけ、ストレスとなります。また、**加工食品**はとても便利ですが、**食品添加物**が多く含まれているものもあります。中には無害とは言えないものもあり、肝臓が解毒に追われてしまうことになります。

さらに、日常生活に欠かせないシャンプーやリンス、歯磨き粉なども、食べ物ほど直接的ではないにせよ、体の中に少しずつ取り込まれます。洗濯の際の洗剤や柔軟剤、クリーニングで用いられる溶剤などの中にも**有害物質**が含まれていることがあり、これらも、私たちにとってはストレスの原因となります。

環境的ストレスは、ほかにもあります。例えば、自動車などから出る**排気ガス**は明らかに有毒であり、ストレスの原因となります。

また、意外に盲点となっているのが、**カビ**です。目に見えるカビは掃除すればよいのですが、エアコンのフィルターや洗濯機の中など、見えないところにもカビは繁殖しています。カビには、マイコトキシンというカビ毒素があり、それがストレスになるタイプの人が、少なからずいることがわかっています。

これら環境的ストレスに対処するための大原則は、**「悪いものを体に入れない」**ことです。食品添加物を多く含む食品は食べない、自動車が多い道ではなく路地を歩くようにするなど、有毒なものを避けるだけで、ずいぶんと副腎の負担が軽減されます。

興味深いお話をしましょう。

私たちは神奈川県川崎市だけでなく富山県魚津市でも副腎疲労の患者さんを診《み》ていますが、同じような症状の人を比べた場合、富山県の患者さんのほうが、改善が早いのです。食生活を整えたり加工食品を控えたりするだけで、スッと良くなることが多いのです。この差は、住環境にあると思っています。移住は現実的でないにせよ、都市部での暮らしがどれだけストレスフルであるかを考えさせられます。

いま、中高年の食が危ない！

食生活の乱れは中高年にも当てはまります

食生活の乱れによるストレスが見られるのは、若い世代だけではありません。食欲旺盛な子どもがいる家庭では、生活における食事の比重が高いものですが、中高年で夫婦だけの暮らしになると、状況は変化します。お互いに食も細くなって、なかなか食事づくりのモチベーションが上がらない。朝夕でよかった食事の支度が毎日三度になってとにかく面倒……、そんな声をよく聞きます。

その結果として、朝食は摂らない、食べてもパンとコーヒーだけ。昼食はうどんや蕎麦《そば》などの麺類で済ませてしまう、という生活をしている人も多いようです。しかしこれではタンパク質はゼロ、小麦を原料とする炭水化物しか摂取できていないことになります。あとで詳しく説明しますが、体に対する小麦の悪影響は、とても大きなものです。**中高年の食生活の乱れ**は見逃されがちですが、実はとても大きな問題です。

流行りの健康法にも気をつけましょう

これは中高年に限ったことではありませんが、体に不調を感じやすい人ほど、流行《はや》りの健康法に敏感な傾向があります。塩麹《しおこうじ》やココナッツオイル、納豆、水素水……。人気のテレビ番組でその効果が取り上げられると、翌日にはスーパーマーケットからその商品が消えてしまうという事態が、今では日常茶飯事です。

医師である私自身も、アレルギー体質によいといわれる乳飲料を取り寄せたり、体内時計が整うというライトを購入したりしたことがあります。困っているときほど、何かに助けを求めたくなるものだからです。

しかし、すべての人に効果のある魔法のような健康法はありませんし、万能な薬も食品もありません。例えば、免疫力が向上すると注目された塩麹は発酵食品なので、お腹に不調を抱えている人にとっては、逆にハリを強めてしまうことがあります。

健康法を取り入れるときには、試してみて、体の調子をよく観察しましょう。自分に合った健康法を取り入れるのは悪いことではありませんが、広告や噂を鵜呑《うの》みにして取り組むのはよくありません。大切なのは、**常に体の声を聞くこと**です。

ケアの順序は「腸から肝臓」

副腎ケアは順序が大切です

副腎疲労は、重症でなければ、自分で治すことができます。

大切なのはケアの順序。

副腎ケアは、次の順序で行ないます。

腸の具合を整え、次に、肝臓の負担を軽くします

まずは、腸を整えます。なぜなら、腸は栄養素の入り口だからです。

口から入った食べ物は、主に胃で消化され、腸で栄養素が吸収されます。だから、食べ物の入り口は口ですが、**栄養素の入り口は腸**なのです。

腸の状態が悪いと、栄養素が充分に吸収されません。食べ物から得られる栄養素をしっかり吸収することが、健やかな体づくりの第一歩です。

次は肝臓。これで副腎は元気になります

腸の具合が整ったら、次は肝臓の負担を軽減しましょう。

肝臓は、体内のデトックス（解毒・排毒）の役割を担う臓器で、化学物質や重金属を排除してくれています。腸を整えて、栄養素をしっかり吸収できるようになったとしても、吸収する際に肝臓が解毒作業に追われるような状況では、肝臓は疲れてしまいます。有毒物質が少ない食事を心がけたい理由です。

腸の状態がよくなり、肝臓の負担が軽減されれば、副腎も元気になります。副腎が回復すれば、体内の火消し（炎症反応への対応）も順調、かつ効果的に行なえるようになり、その結果、細胞が元気になり、脳機能も安定してくるのです。

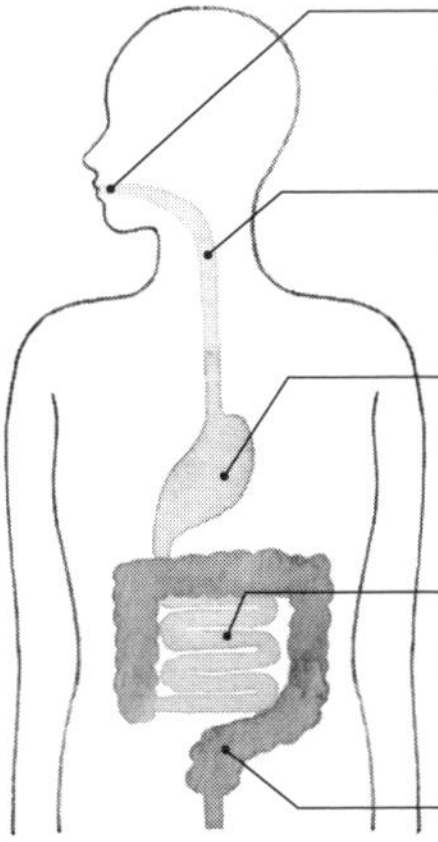
口
食べ物を細かく砕く
食道
唾液と混ざり合った食べ物を運ぶ
胃
3〜4時間かけてドロドロの粥状に
小腸
約8時間かけて栄養素を吸収
大腸
水分を吸収し、便として溜めておく

腸のお掃除①

グルテンフリーとカゼインフリー

小麦と乳製品をやめてみましょう

ではさっそく、腸のお掃除から始めましょう。私たちのクリニックで推奨しているのは、次の「3つのフリー」です。

1 グルテンフリー

「グルテン」とは、小麦やライ麦などに含まれているタンパク質です。パンをつくるときなどに小麦粉をこねるとモチモチしますよね。あのモチモチの正体がグルテンです。パンのほかにピザやパスタ、うどんなどにも含まれています。

グルテンはアレルギー症状や炎症の原因（火種）になると言われています。この火種を減らすことで腸内環境が整い、副腎の負担も軽減されます。

見逃せないのは、グルテンの構成要素のひとつである「グリアジン」です。グリアジンは脳細胞や脳内物質の中に似たものがあり、グリアジンを摂取すると、これらが干渉して脳内で炎症を起こすことがあります。

2 カゼインフリー

「カゼイン」とは、乳製品に含まれているタンパク質です。乳製品ですから、牛乳はもちろん、ヨーグルトやチーズなどにも含まれています。

このカゼインもアレルギー症状の原因となり、花粉症やめまい、アトピー性皮膚炎などを引き起こす可能性があると言われています。特に日本人は、遺伝的に乳糖（ラクトース）を分解する能力が低い傾向があります。

ここまで、2つの「フリー」を説明しました。もうひとつは「シュガーフリー」なのですが、これについては次節で説明します。

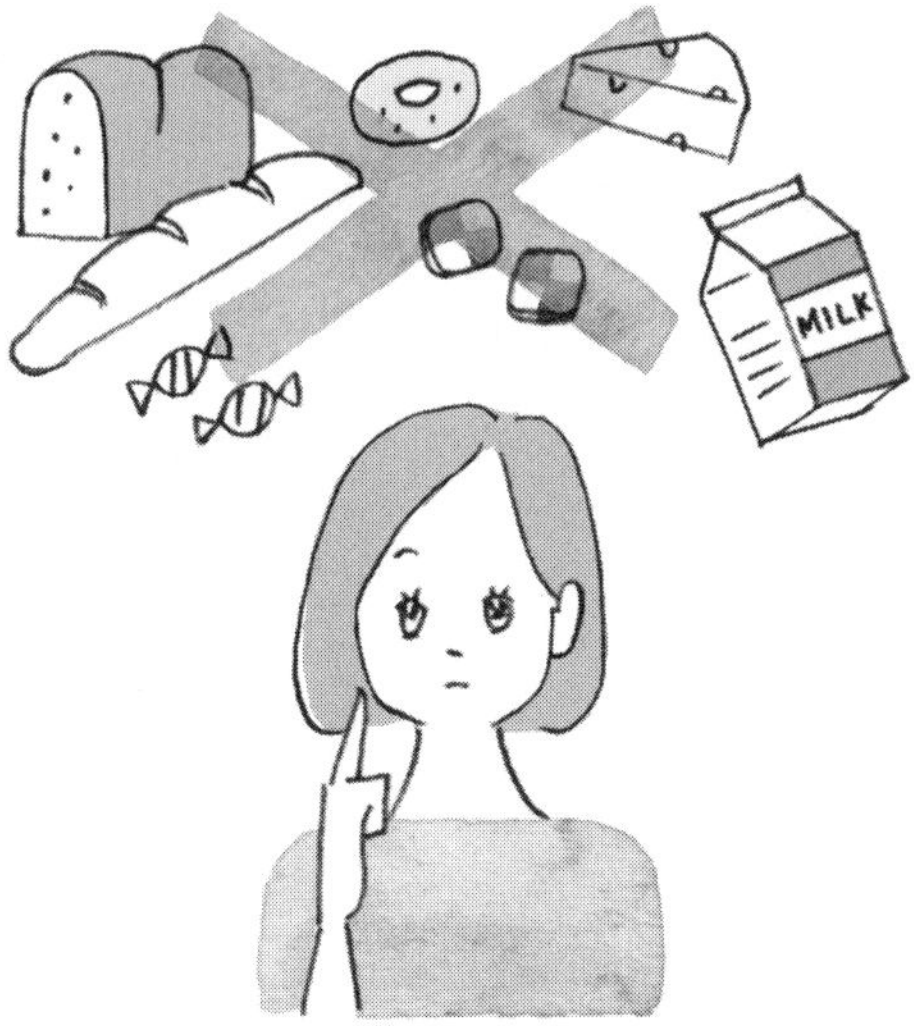

腸のお掃除②　「シュガーフリー」で副腎を労る

●白砂糖は副腎に大きな負担をかけます

3 シュガーフリー

3つめのフリーは、「シュガーフリー」です。

腸の掃除に加えて、副腎の負担軽減のために控えていただきたい食品があります。それは白砂糖です。副腎疲労がある人は、疲れたときや気分転換に飴《あめ》やチョコレートを食べる習慣のある人が多いのですが、それらは血糖値の乱高下（血糖値スパイク）の原因となり、副腎に負担がかかります。

特に白砂糖は、精製段階で単なるカロリーになっており、栄養素を含んでいないばかりか、代謝の際に体内の維持・修復に必要なミネラルやビタミンを浪費してしまうので、注意が必要です。

実は日本人は実践しやすいのです

「パンもダメ、うどんもダメ。ヨーグルトもチーズもダメ。さらに、甘いものも控えなさい……。それじゃあ一体、何を食べたらいいの？」と思った人がいるかもしれません。でも、安心してください。この3つのフリー、実は、私たち日本人には取り組みやすい食生活の改善方法なのです。

私たちが取り組みやすいとは、どういうことでしょうか？ そうです、**「和食」**です。

パン食をやめて、ご飯に戻しましょう。乳製品は、豆乳製品に置き換えることができます。乳酸菌は味噌や漬物などから摂れますし、カルシウムは牛乳ではなく小魚から摂取しましょう。米粉のパンなど、グルテンフリー食品も近年は充実しています。

小麦や乳製品、そして甘いものには中毒性があります。日常的に口にしていた人は、最初はつらいと思いますが、長くても1カ月もすれば、体に変化が見られると思います。腸の吸収力が向上して体の調子がよくなりますし、胃腸が強くなり、肉類もモリモリと食べられるようになります。

また、貧血が改善したり、頭の中がスッキリする感覚が得られたりする人もいます。

腸のお掃除③

リーキーガット症候群にご用心！

副腎疲労には腸トラブルがつきものです

副腎疲労のある人は全員と言っていいほど、便秘や下痢《げり》など、何らかの「腸トラブル」を抱えています。中でも深刻なのが**「リーキーガット（腸漏れ）症候群」**です。

私たちの体は細胞で構成されていますが、細胞と細胞の間には「タイトジャンクション」と呼ばれる「つなぎ目」のようなものがあります。栄養素を吸収する腸管壁も細胞でできていますが、炎症が進んで損傷が起こると、腸管壁の細胞のタイトジャンクションがゆるみ、その名の通り「腸漏れ」を起こしてしまうのです。

すると、どうなるでしょう。腸管壁が、いわば「ザル」のようになっているわけですから、体によいものも悪いものも「ダダ漏れ」です。腸トラブルだけでなく、アレルギー症状や免疫系疾患の原因にもなります。また、炎症も至るところで起こりますから、副腎への負担はますます大きくなります。

糖質はカビの恰好のエサになります

リーキーガット症候群の予防と対策にも、先に述べた「3つのフリー」が効果的です。腸管壁をきれいにし、強くするためには、炎症の原因となる「グルテン」「カゼイン」「シュガー」を体に入れないことが大切です。

もうひとつ気をつけたいのが、**「カンジダ」**です。カンジダとはカビの一種。常在菌なのでそれ自体で病気になることはありませんが、カンジダが腸で増殖すると、それを抑えようと免疫機能が作動し、腸管壁を傷つけてしまうのです。

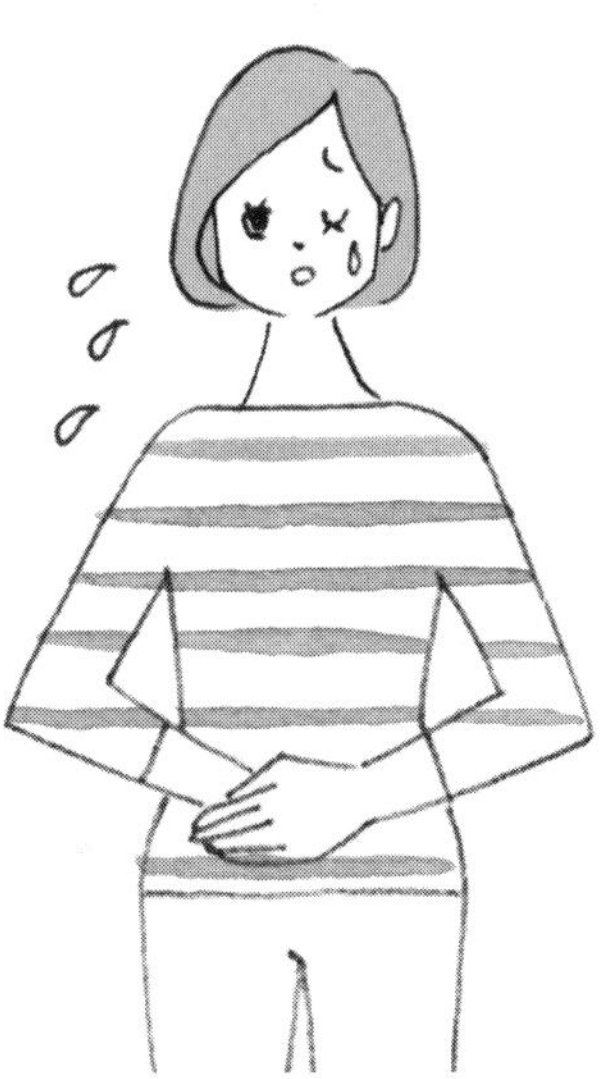

このカンジダの大好物が糖質です。カンジダを増やさないためには、糖質に変化する炭水化物の摂取を控えます。便やおならが臭い人、口内炎や唇の荒れがなかなか治らない人は、カンジダを疑ってよいでしょう。

腸のお直し①

魚油で腸管壁を強化

オメガ3系の不飽和脂肪酸を摂りましょう

「3つのフリー」で、健やかな腸環境を手に入れたら、次は腸管壁を強くしましょう。摂取すべきは、魚油（フィッシュオイル）です。サバやサンマ、サケ、イワシなど、脂肪分の多い魚に多く含まれており、**ドコサヘキサエン酸（DHA）**や**エイコサペンタエン酸（EPA）**などの**オメガ3系の不飽和脂肪酸**が、抗炎症作用を発揮します。

日本人は昔から魚をよく食べますから、毎日の暮らしに取り入れやすいと思いますが、マグロのような大型魚には注意が必要です。もちろん、オメガ3系の不飽和脂肪酸を摂ることはできるのですが、海の水質汚染が深刻化している現代では、水銀やダイオキシンといった有害物質も多く含んでいる可能性があるのが現実です。

これらの有害物質は肝臓では解毒できず体内に蓄積されてしまうので、魚介類を食べるときには、「まな板サイズ」のものを選ぶようにしてください。

サプリメントも上手に活用しましょう

魚油以外ではアマニ油、シソ油、エゴマ油などで、オメガ3系の不飽和脂肪酸を摂ることができます。ただし、オメガ3系の油は熱を加えるとすぐに酸化するので、ドレッシングのようにして、できるだけそのまま摂るようにします。市販のドレッシングには添加物が多いものもあるので、やはり手づくりがおすすめです。

ＤＨＡやＥＰＡのサプリメントも市販されていますので、これらを上手に活用するのもよい方法です。ただし、医師から処方されている薬を服用している人は、念のため、かかりつけ医に相談してからにしてください。

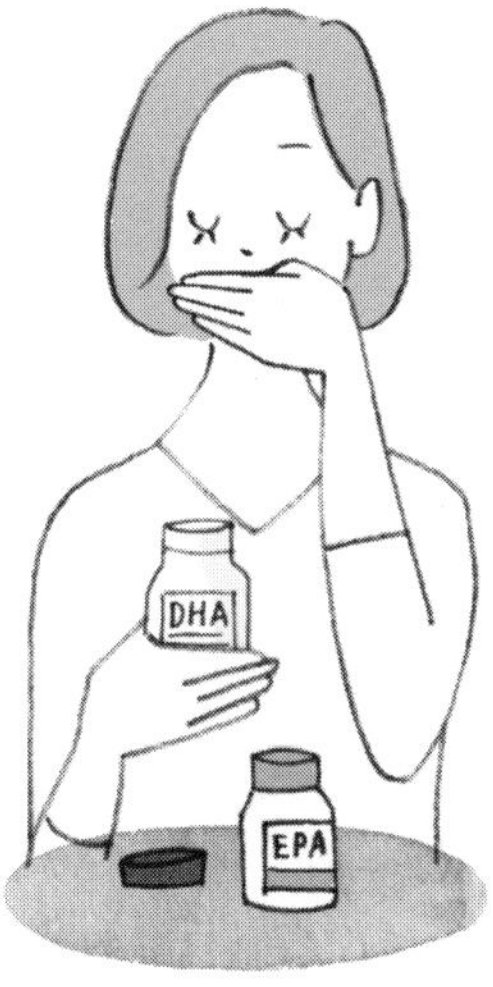

腸のお直し②　亜鉛で細胞を再生

炎症の修復には「亜鉛」が欠かせません

「亜鉛」と聞いて、「腸粘膜のケアに金属?」と思われた人もいるかもしれません。しかし亜鉛は、上皮細胞の再生や新陳代謝に欠かせないミネラルなのです。

近年は予防接種の効果か、あまり見られなくなりましたが、水疱瘡《みずぼうそう》に罹《かか》ると、白い塗り薬「亜鉛華軟膏」が処方されることがあります。これには亜鉛が含まれています。腸粘膜は上皮であり、いわば皮膚と同じなので、水疱瘡の炎症で傷んだ皮膚が亜鉛華軟膏で修復できるように、亜鉛を摂ることで腸内炎症の沈静化が期待できます。

亜鉛は多くの食品に含まれていますが、特に魚やアサリ、ハマグリ、牡蠣《かき》といった貝類には豊富に含まれているので、積極的に摂るようにしましょう。

なお、亜鉛不足は爪でチェックすることができます。爪に白い斑点がある人は、亜鉛が不足気味だと判断してよいでしょう。

column

大腸のデトックスパワー

腸は栄養素を吸収する部位であると同時に、「解毒の要《かなめ》」だと言うと、驚かれる方が多いと思います。しかし、私たちが日々行なっている排便は、とても重要なデトックス活動なのです。

実は、有害物質が体内に入ったとしても、その7～8割は便として排出できるのですが、副腎疲労の典型的な症状のひとつである「便秘」になると、便が排出されず、毒素が体内に滞留します。その毒素が炎症を引き起こし、倦怠感やアレルギー症状、痛みやむくみなど、さまざまな不調を招くのです。

毒素は脳にも届いてしまい、最新の研究では、一部の毒素が血液脳関門《けつえきのうかんもん》（118ページ参照）を通り抜けて脳に侵入し、多動や落ち着きのなさ、キレやすさなどの症状を生じさせることがわかっています。

また、解毒されなかった毒素が原因となって、がんが生じる可能性があることも知られています。

肝臓の負担を減らす①
食品添加物を避ける

●あなたの肝臓は解毒に疲れているかもしれません

腸環境のメンテナンスの次は、肝臓をケアします。

肝臓の主な働きは3つ、**①代謝**、**②エネルギーの貯蔵**、**③解毒**です。腸で吸収された栄養素は、肝臓の代謝によってグリコーゲンとなり、エネルギーとして蓄えられます。余ったグリコーゲンが中性脂肪で、蓄積が過多になると脂肪肝になります。

副腎疲労を解消するために注目したいのは3つめの役割、「解毒」機能です。

肝臓の活躍が知られるのは、主にお酒のシーンでしょうか？　しかし、肝臓が解毒しなければならないのは、アルコールだけではありません。カフェインや食品添加物、整髪料や化粧品、殺虫剤などの化学物質など、私たち現代人の身の回りには、肝臓が処理しなければならないものが、多すぎるくらいにあふれています。さらに、大気汚染や海洋汚染、さらには服用中の薬に対しても、解毒は必要です。

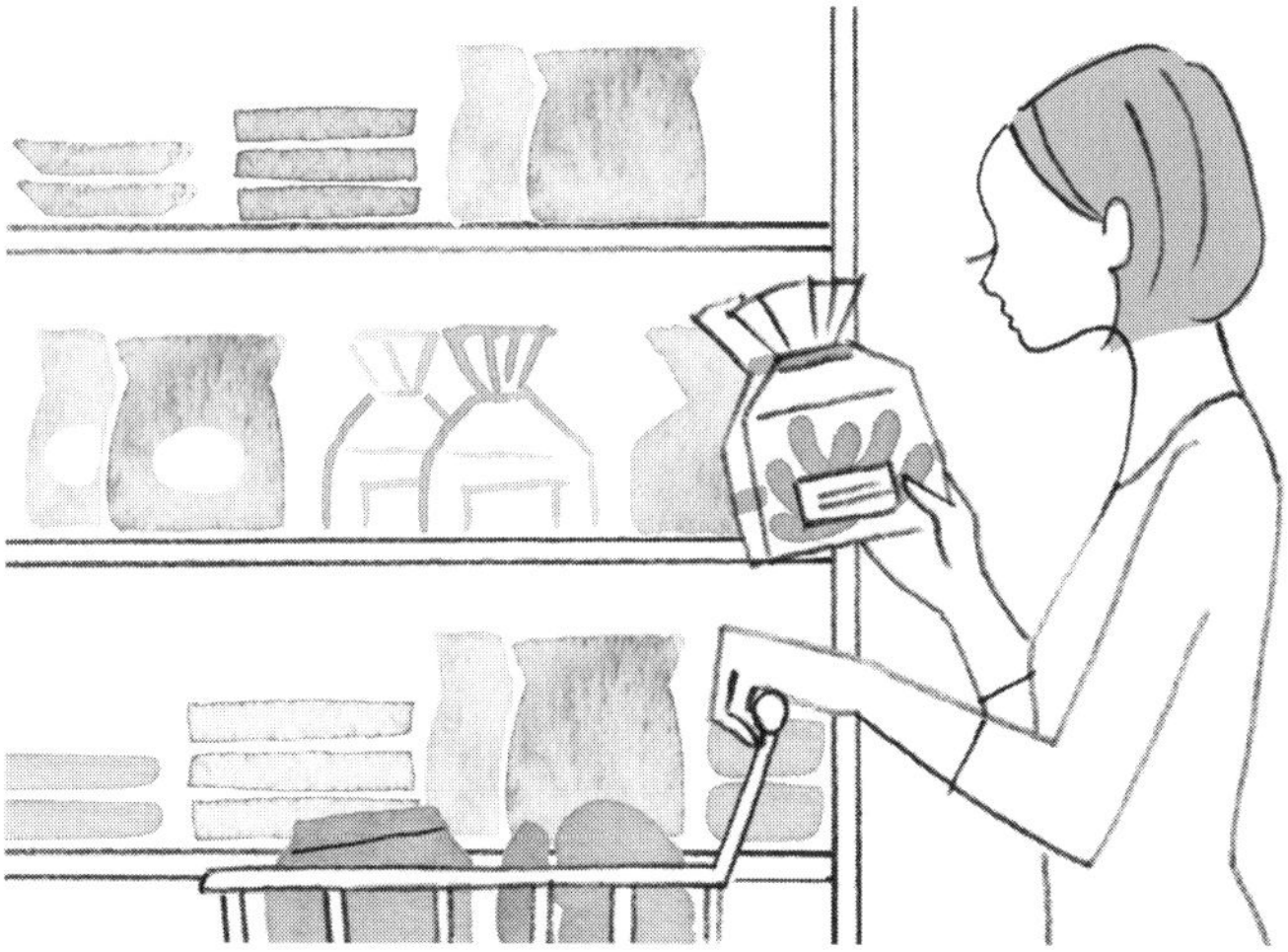

食品表示を必ずチェックしましょう

肝臓の解毒作業が追いつかないと、体内に溜まった毒素が体のあちこちにまき散らされて炎症を起こします。炎症が起きると、出動するのはコルチゾールでしたね。つまり、肝臓への負担が大きくなると、副腎にもそれが影響するのです。

解決策はやはり「不要なものを体に入れない」ことです。食品添加物を避けるのに、難しい知識は不要です。市販品には必ず記載されている食品表示を確認し、食品添加物が少ないものを選べばよいのです。

加工品には概して多くの食品添加物が入っていますから、できるだけ素材から調理することを心がけてください。

身につけるものにも注意

日用品も「化学物質」です

毎日の生活で利用するシャンプーや整髪料が原因で、「脂漏性湿疹《しろうせいしっしん》」になることがあります。特にシャンプーに「パラベン」という防腐剤が入っていれば、その使用はできるだけ控えてください。

また、歯磨き粉も注意が必要です。歯磨き粉には発泡剤や研磨剤、防腐剤や香料など、かなり多くの化学物質が含まれています。「ゆすいで吐き出すから大丈夫」と思っている人がいるかもしれませんが、少量ずつであっても確実に体内に取り込まれ、口の粘膜に触れただけで過敏に反応する人もいます。市販の歯磨き粉を使わなくても、塩や歯ブラシのみで充分だと、私たちは考えています。

部屋や布団に利用する「消臭スプレー」にも、多くの化学物質が含まれています。部屋は窓を開けてこまめに換気し、布団は「日干し」で充分ではないでしょうか。

シンプルライフは副腎にやさしい

窓を開ければ排気ガスを含んだ空気が入ってくるし、日差しは紫外線が気になるという人もいるでしょう。

本書でお伝えしたいのは、「体の中に有害物質を入れないような工夫を、できるだけ心がけましょう」ということです。すべてをやめなければいけないということではありません。それがプレッシャーになり、ストレスになってしまっては、元も子もありません。

ただし、ひとつ言えるのは、**「シンプルな暮らしは化学物質や有害物質の影響が少ない」**ということです。それを念頭に、心地よい暮らしを改めて考えてみましょう。

室内の化学物質・有害物質の低減に役立つもので、取り入れやすいアイテムをご紹介しましょう。

それは**観葉植物**です。ドラセナやサンセベリア、アロエベラ、アイビーは、NASA（アメリカ航空宇宙局）の研究で、毒素を吸着してくれることが報告されています。心のストレスも、軽減してくれそうですね。

肝臓の負担を減らす③

汗で解毒を促す

バスタイムは毎日のデトックスタイムです

肝臓の負担を軽くするために「不要なものを体に入れないこと」の大切さを説明しました。それに加えて、肝臓の解毒を積極的にサポートしていきましょう。

お風呂

解毒には「汗をかくこと」が効果的なのですが、汗をたくさんかくほどの運動を毎日するのは大変です。そこでおすすめしたいのが、**「ゆっくりお風呂につかること」**です。ちなみに、重金属や化学物質は便や尿からも排泄《はいせつ》できますが、ホルムアルデヒドなどの有機溶剤は、汗からしか体の外に出せません。

湯船のお湯に重曹《じゅうそう》を入れると発汗を促す作用があり、さらには美肌効果も得られます。さらにおすすめしているのが、「エプソムソルト」。これは硫酸マグネシウムで、発汗作用の促進とともに、マグネシウムを吸収できます。マグネシウムは、神経を落ち着かせたり、体を温めたりする効果があるので、よい寝つきにも役立ちます。薬局やドラッグストア、インターネットなどで手に入れることができます。

食べ物・水分

レモンやスイカは、デトックス効果の高い食べ物です。そのほか、小松菜やブロッコリーなどの緑黄色野菜も抗酸化物質を含んでおり、肝臓にやさしい食べ物です。

水分をたくさん摂ることも、デトックスを助けます。理想は1日に1・5〜2リットル。食事を含まず、純粋に飲み物として摂取しましょう。良質なミネラルウォーターや煮出した番茶、レモン水などがおすすめです。

香味野菜・スパイス

ニンニクや生姜《しようが》、しそ、ネギ、みょうがなどの薬味は、肝臓の解毒作用を促進します。また、ローズマリーやターメリック、パクチー、ミントなども同様です。独特の風味や味わいを生かした料理を楽しみながら、肝臓をサポートしていきましょう。

おすすめは「生姜焼き定食」

●「炭水化物」＋「タンパク質＆脂質」＋「野菜」を毎食摂りましょう

副腎疲労に悩んでいる人は、特に朝に元気がありません。理由は、腸の消化・吸収の機能が低下していることと、本来であれば朝にたくさん分泌されるはずのコルチゾールが、うまく分泌されないからです。

そこでおすすめしたいのが、朝食を含めた毎回の食事で、**炭水化物に加えて、肉と野菜をセットで摂る**ことです。肉は、鶏や豚、あるいは牧草飼料で飼育された牛肉を。これらをサッと焼いて、サラダと一緒に食べましょう。炭水化物はエネルギーに、タンパク質と脂質はホルモンや体の組織の材料となります。

特に朝は、肉より魚のほうが食べやすいという人も多いと思うのですが、魚は海洋汚染の影響で、炎症のもととなる重金属を蓄積していることがあるので、アジやイワシなどの小さな青魚を、週1～2回くらいを目安にしたほうが無難です。

手間をかけずに理想のメニューをつくりましょう

先ほど、炭水化物に加えて、サッと焼いた肉とサラダをおすすめしましたが、もう少し具体的なおすすめメニューを紹介しましょう。

副腎が疲弊している患者さんにまずおすすめするのが、**生姜焼き**と**スープ**です。

生姜焼きは、フライパンで焼いた肉に、同量のみりんと酒、しょう油を混ぜたものにおろし生姜を入れたものを回しかければできあがり。調理が簡単で、後片づけも楽なので、疲れていても大丈夫です。

スープはもっと簡単です。

冷蔵庫にある野菜と肉を一緒に鍋に放り込むだけ。つくり置きもできますし、肉を楽に摂ることができます。

旅館やホテルの朝食のような和定食も、もちろんおすすめです。

茶碗に軽く一杯のご飯と味噌汁、焼き魚、納豆、オリーブオイルと塩をかけたシンプルサラダがあれば完璧です。できればご飯は白米ではなく、玄米や分づき米のほうが、血糖値スパイクによる弊害を防ぐことができるでしょう。

ビタミンB群を積極的に摂取する

コルチゾールの産生にはビタミンB群が不可欠です

副腎が疲れている人は、**ビタミンB群が不足している**傾向があります。なぜなら、コルチゾールなどのホルモンの産生には、ビタミンB群が大量に必要だからです。

ビタミンB群は水溶性なので体の中に蓄積することができず、常に食べ物などから摂取する必要があります。

さらに、現代の私たちの生活はストレスまみれと言っても過言ではありませんから、ビタミンB群を意識的にしっかりと摂取する必要があります。

加えて、カルシウムやマグネシウム、亜鉛などのミネラル摂取も忘れてはいけません。副腎疲労がある人はコルチゾールの分泌が低下しているので、体内にミネラルを取り込みにくくなっており、積極的な摂取が必要なのです。

ビタミンB群を多く含む食品

ビタミンB1
豚肉・豆類・胚芽米・玄米など
糖質をエネルギーに変える。副腎や甲状腺の代謝をサポート

ビタミンB2
うなぎ・納豆・レバー・葉菜類など
皮膚や粘膜を強くする。糖質や脂質、タンパク質をエネルギーに変える際にも必要

ビタミンB3（ナイアシン）
レバー・魚介類・肉類など
糖質や脂質、タンパク質をエネルギーに変える際に働く酵素をサポート

ビタミンB5（パントテン酸）
サケ・イワシ・肉類・卵など
副腎がコルチゾールを産生するのに必須のビタミン

ビタミンB6
カツオ・イワシ・肉類・バナナ・ニンニクなど
タンパク質や脂質の吸収、免疫システムの健康維持に必要

ビタミンB12
シジミ・アサリ・魚類・肉類など
葉酸と一緒に赤血球の中のヘモグロビン生成をサポートしている

葉酸
緑黄色野菜、イチゴなど
ビタミンB12と一緒に血液をつくる。胎児の正常な発育に重要な役割を果たす

ビオチン
レバー・卵黄・魚介類・キノコ類・ナッツ類など
皮膚や髪、爪の健康維持に必要

副腎ケアに減塩は不要

副腎が疲れているとナトリウムを排出してしまいます

高血圧や肝臓病などの場合を除き、副腎疲労に減塩は不要だと、私たちは考えています。副腎で産生されているホルモンのひとつに「アルドステロン」があります。これは鉱物コルチコイドの一種で、血液や体液の量、ナトリウムやカリウム、マグネシウムなどのミネラルの濃度を調整しているホルモンです。

副腎疲労があると、このアルドステロンが充分に分泌されなくなり、その結果、本来調節されるはずのナトリウムが尿から出て行ってしまうことがあるのです。

さらに、細胞の中はナトリウムとカリウムの比率を一定に保つようになっているので、ナトリウムが出ていくと、同時にカリウムも体の外に出て行ってしまうのです。「疲れたな」と感じたときに、しょっぱいものが欲しくなったら、それはナトリウム不足のサインかもしれません。

フルーツやコレステロールも適度な摂取を心がけましょう

適度な塩分を摂取するために習慣にしたいのが、朝食の梅干です。梅干には、蜂蜜などを使った甘いものもありますが、昔ながらのしょっぱいものにしてください。

また、疲れたときには、甘いものを食べるのではなく、塩水を飲みましょう。濃度は人それぞれで、おいしいと思う濃度で大丈夫です。おいしくないと感じたら、体がナトリウムを欲していないということなので、無理に飲む必要はありません。

カリウムを補うには、フルーツがおすすめです。糖質を気にするあまり、フルーツを食べないという人も多いのですが、フルーツはビタミンやミネラル、食物繊維を豊富に含んでいます。特に糖質が気になる人は、酸味の強いものを選べばよいと思います。ただし、よほど安心・安全なものでない限り、皮はむいて食べてください。化学物質・有毒物質が多く含まれていることがあります。

またコレステロールも、副腎疲労に関する限り、制限しすぎるのはよくありません。コレステロールはホルモンの材料だからです。目くじらを立ててまで鶏肉の皮や脂身を取り除いて食べる必要はないと、私たちは考えています。

悪いものを食べたときは水で排出

悪いものはできるだけ早く体の外へ出しましょう

普段は副腎に負担をかけない食生活を心がけていても、職場の同僚や知人、友人との会食など、自分でメニューを選べないこともあります。そんなときには、たくさんの水を飲んで、できるだけ早く、不要なものを体の外に出すようにしましょう。

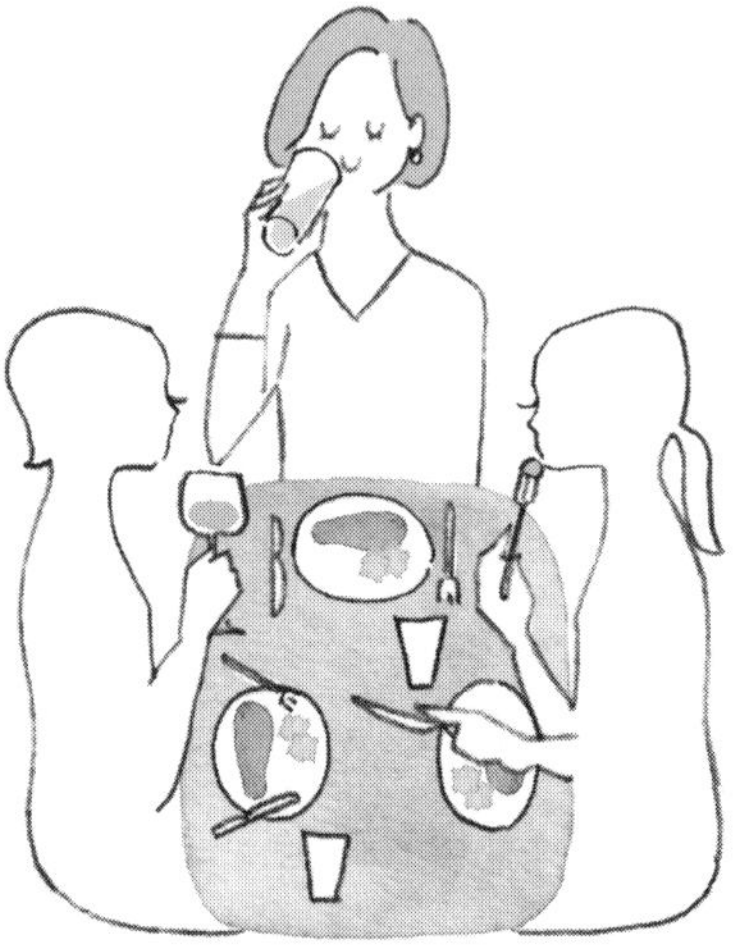

前節で塩水の活用を紹介しましたが、会食のときはたいてい副腎が疲れているので、塩水がおいしく感じるでしょう。

逆に、飲んではいけないのがコーヒーやアルコール類。一所懸命に解毒している肝臓に、負担の追い討ちをかけることになります。

おいしいと感じられないときは無理をしない

肝臓ケアのところで、ニンニクや生姜、しそ、ネギ、みょうがなどの薬味は肝臓の解毒作用を助けると述べました（87ページ参照）。これらを食べて「おいしい」と感じられるなら、毎食でも食べても大丈夫ですが、もしそう感じられず、「苦手だな」「おいしくないな」と思うようなら、無理して食べる必要はありません。むしろ、食べないほうがよいでしょう。

ニンニクやネギ、ニラなどの香味野菜には硫黄《いおう》が含まれており、これに過敏に反応してしまう人がいます。「体によい」と言われたからといっても、「おいしくない」「体調が悪くなるような気がする」と感じたら、それは好みの問題だけでなく、体からの拒否反応と考えてよいので、無理に食べる必要はありません。大切にすべきは常に、**「自分の体の声」**です。

特に子どもの偏食は、好みなのか、体の拒否反応なのか、区別がつきづらいものです。残さずに食べることも大切ですが、「嫌いな理由」が自分で言えるようになるまでは、無理強《むりじ》いはやめておいたほうがよいのではないかと、私たちは考えています。

カラフルな食卓づくりを心がけて

難しく考えすぎずにいろいろなものをおいしく食べましょう

ここまで、主に副腎疲労を軽減するための食事について説明してきましたが、「なんだか大変そう」「何を食べても副腎に悪そう」というような感想を持った人がいるかもしれません。特に、副腎疲労に陥りやすい人は真面目《まじめ》な人が多いので、ついついがんばりすぎてしまいがちです。

しかし、ここで伝えたいのは**「決してがんばらないでください」**ということです。どうか、がんばらずに日々の食事を楽しんでいただきたいのです。

ポイントはひとつだけ。**食卓をカラフルに**してください。

アメリカのアンチエイジングの第一人者であるE・ブレイバーマン博士は、レインボー（虹）のように色鮮やかな食事を摂れば、ビタミン、ミネラル、抗酸化物質などが意識せずとも摂取できると説いています。

写真を撮ってみるのも効果的です

彩りを考えるときに、野菜の持つ栄養素などを気にする必要はありません。カラフルな食卓になっていれば、自然に栄養バランスの取れた食事になるからです。

例えば、毎回の食事を写真に撮ってみてください。簡単なことですがひとつの張り合いになりますし、わが家の食卓の傾向などもわかってきます。

ただし、副腎疲労のある人は元気のない人が多いので、丁寧に食事をつくること自体が難しい場合があります。でも、何種類ものおかずをつくる必要はないのです。たとえスープだけであっても、カラフルな具材がたっぷり入っていれば、充分によい食事だと言えます。先にスープを紹介しましたが、スープは家にあるものでつくれて、簡単、そしてつくり置きができるという、副腎疲労で悩んでいる人には、うってつけのメニューです。それも難しい場合には、洗ったキャベツやトマトに塩とオリーブオイルを振って丸かじりしても構いません。

副腎の疲労が軽減できてきたら、徐々に食事内容も充実させましょう。とにかく**無理は禁物**です。副腎にさらに負担をかけてしまっては、本末転倒です。

食事日記のススメ

自分に合うもの、合わないものを見極めるための記録です

さて、もうひとつ大切なことがあります。それは、**自分に合う食べ物と、合わない食べ物を見極める**ことです。

どんな健康法も食事法も、みんなに等しくよいということはありません。自分に合うか、合わないかは、自分で自身の体の声を聞くしかないのです。何を食べたときに「調子がいい」と感じ、何を食べたときに「なんだかダルイ」「調子が悪い」と感じるのか。これらは、同じ人でも常に一定とは限りません。

そこでおすすめしているのが、**「食事日記」**です。手帳や小さなノートに、その日に食べたものと体調を記録するだけです。余裕があれば排便の記録もつけておきましょう。記録することで、あなた自身の傾向が見えてきますし、食事にも、これまで以上に気を使うようになることでしょう。

食事日記

日付　／

天気

今日の体調

朝

（記入例）ごはん1杯　みそ汁1杯（豆腐・わかめ）　ひじきの和えもの　緑茶

昼

おやつ

夜

夜食

column

悪夢もビタミンB群の欠乏が原因?!

栄養不足と夢が関連しているなんて、意外に思われたかもしれませんが、両者にはれっきとした関連があるのです。

ストレスを感じると、副腎が多量のビタミンB群を使います。ビタミンB群はほかのホルモン産生にも使いますから、足りなくなるとさまざまな支障が出るのです。

特に、ビタミンB_3とB_6は、精神を安定させるセロトニンの産生に、さらにB_6は浅い眠りである「レム睡眠」に誘導してくれます。

睡眠中はこのレム睡眠とノンレム睡眠（深い眠り）を交互にしていることは、ご存じの通りです。

ビタミンB_6が不足して、レム睡眠への誘導が行なわれなくなると脳が休まらず、熟睡できません。その支障が、悪夢につながると考えられるのです。

PART 5

副腎の疲れを癒す「心の休め方」

「ものの見方」や「心の持ちよう」を変えて「精神的ストレス」を解消

●「心のおもり」になっているものが精神的ストレスです

3つめのストレスである**「精神的ストレス」**とは、一般的に「ストレス」と呼ばれる、「心のおもり」となっているもののことです。

セクシュアルハラスメントやパワーハラスメントといった人間関係の不調のほか、期待に応えようとする「過剰ながんばり」なども、大きな負担となります。転職や引っ越し、結婚や身近な人の死などの「環境の大きな変化」も負担になることがあります。

なんだか体が重い、元気が出ないという精神的ストレスを感じたら、まず行なうべきは、**「原因を突き止めること」**です。自分が何に負担を感じているのかを考えてみましょう。紙などを用意して、気にかかることをとにかく列記してみてください。次にそれらの中から、今いちばん負担に感じていることに印をつけます。

まずは、自分に負担を強《し》いている元凶を見定めることが大切です。

3つの「できること」

精神的ストレスの元凶を突き止めることができたら、行動を起こしましょう。副腎疲労研究の第一人者であるJ・L・ウィルソン博士は、ストレスへの対処法として次の3つの方向性を挙げています。

①状況を変える。
②状況に合わせて自分を変える。
③状況から離れる。

夫が家事に非協力的でイライラしているとしましょう。まず、夫に協力を要請します（①）。それが難しければ、「手伝ってもらおう」と思うのをやめます（②）。さらに、あなた自身が外へ出て、家の中の状況から離れてみることもできます（③）。

副腎疲労があると、前向きな行動が取れない人が多いと思いますが、「できないこと」ではなく、**「できること」**を考えるだけでも、少し心が軽くなります。

「ねばならない」から解放される

●「がんばりすぎ」はストレスの原因になります

「自分が悩んでいること」を「ストレスだ」と判断するのは比較的容易ですが、もうひとつ、覚えておいていただきたいことがあります。

それは、「がんばらないと」「こうあるべき」という凝り固まった考え方も、ストレスになるということです。特に、副腎疲労に陥る人は、自分に対して「こうあるべき」「ねばならない」という考えにとらわれがちです。画一的な思考で、自分自身をがんじがらめにしていませんか?

「～ねばならない」は、**「できれば～したい」**に変えましょう。「片づけなければならない」から、「片づけたほうがいいけれど、あとでいいか」といった具合に思考を変換してみるのです。常に周囲の期待に応える必要などありません。これまでは断り切れずに奮闘してきたあなた、これからは「ノー」と言ったって構わないのです。

「イライラ」「ムズムズ」も副腎疲労の症状です

疲れを感じると、イライラしませんか？　イライラしているとき、体内ではアドレナリンやノルアドレナリンなど、「カテコラミン」という物質が過剰に産生されています。カテコラミンは、野生動物が戦うときや全力で逃げるときに出るホルモンなのですが、過剰に分泌されるとプレッシャーや緊張を感じ、行きすぎるとパニックになります。眠ろうとしたときに脚がムズムズすることがありますが、これはカテコラミンの過剰産生によるものです。

カテコラミンの過剰産生と腸内環境は、密接に関わっています。腸の中のクロストリジウム属菌が出す物質が、カテコラミンの分解を阻害することがわかっており、腸内環境が悪いと、クロストリジウム属菌が増えるので、カテコラミンも増えるのです。

副腎疲労がある人が一様に腸内環境が悪いことは、すでにお話ししました。

近年取り沙汰される子どもの多動や、キレやすい高齢者の問題は、原因の一端に副腎疲労があると、私たちは考えています。副腎の疲労を取り除いてあげれば、その人本来の姿が見られるはずです。

見方を変える「リフレーミング」

●とらえ方を変えれば世界が変わります

ここからは、精神的ストレスを軽減させる、具体的な方法について説明します。さまざまなものがありますが、本書では、行ないやすい3つを紹介しましょう。

まずは**「リフレーミング」**です。リフレーミングとは、簡単に言うと**「見方を変える」**ことです。例えば、いちいち気にかかることを言ってくる近隣の知人がいるとしましょう。そんなとき「あんなこと言われて、ホント嫌だな」と思うのではなく、「彼女、いつもイライラしているのは、何か悩みでもあるんじゃないかな？」というように、視点を少し変えるだけで、気分はずいぶんと変わるものです。

また、「甘いものを食べるとすぐに太ってしまう」と気に病んでいる場合、「甘いものを家に置かないようにする」など、「食べてはダメ」と自分の感情を変えようとするのではなく、環境を変えてみるという発想に切り替えるのも効果的です。

ものの捉え方には性格的な傾向があり、ストレスに弱い人は、往々にしてネガティブな思考をしがちです。自己評価も一様に低く、「まだ足りない」「もっとがんばらなきゃ」と、自分をさらにつらい方向に追い込んでいく傾向があるのです。

そうしたネガティブなとらえ方を、意識的に変えてみましょう。「ものは考えよう」とはよく言ったもので、物事のとらえ方はいくらでもあります。「グルテンを含むものを食べてしまった。どうしよう」ではなく、「今日はグルテンを摂ったから、水をたくさん飲んでデトックスしよう」という具合です。こうした考え方を繰り返していると、知らず知らずのうちに、ネガティブなとらえ方は遠のいていくはずです。

俳優になりきってみるのも楽しいものです

ちょっとおもしろいリフレーミングの方法があります。それは、自分が望む姿を想像し、あたかもそのように振舞うのです。家事が億劫《おっくう》だなと感じるとき、「家事が大好きになれたらいいのに」と思うかもしれません。そうしたら、そのように振舞ってみるのです。まるで俳優にでもなった気持ちで、おもしろがって演技をしてみましょう。形から入ることで、心が軽くなることもあるのです。

肯定的な自己暗示「アファーメーション」

1日に1～2回、自分の内側を見つめる時間を取りましょう

次に紹介するのは、**「アファーメーション」**です。前節で紹介した「あたかも～のように振舞う」に似ているかもしれませんが、アファーメーションとは、日本語では「肯定的な自己暗示」と訳されます。

用意するのは、15～20分程度の時間と、静かな場所です。

背筋をまっすぐに伸ばして座るか、もしくは仰向けに寝て、目を閉じます。次に、眉《まゆ》と眉の間か、胸の中心に意識を集中して深呼吸をします。深い呼吸を繰り返して落ち着いてきたら**「私は生き生きしている」**と、心の中で繰り返します。実際に声に出しても構いません。

最初はフレーズを思うたびに気が散りますが、気にせずに15～20分間続けましょう。

1日に1～2回、このような時間を持つと、あなたの中に変化が生じます。

呼吸や数をカウントしてリラックスするのも効果的です

精神的なストレスを感じている人に必要なのは、心の解放、**リラックス**です。アファーメーションを紹介しましたが、特にストレスに弱い体質の人にとっては、難しいかもしれません。まずはとにかく、リラックスに取り組んでみましょう。

呼吸の速度を落とす

人はストレスを感じると、速くて浅い呼吸をしています。そこで、イライラや緊張を感じたら、下腹にそっと両手を当て、ゆっくりと深呼吸をします。**「ゆっくり、ゆっくり」**と言い聞かせてもよいでしょう。いつでもどこでもできる方法です。

数を数える

「アファーメーション」と同様の状況で行ないます。腹式呼吸をし、息を吐くときにゆっくりと「5、4、3、2、1」と数えるのです。最初は不自然に感じるでしょうが、繰り返しているうちに意識が内側に集中していくのが感じられるはずです。

没頭できる趣味を持つ

●「無心になれる時間」がストレスを軽減させてくれます

精神的ストレスへの対処法の3つめは、**「没頭できる趣味を持つ」**ことです。アファーメーションや先に紹介したリラクゼーションの方法よりも、気軽に取り組めるかもしれません。手芸や映画鑑賞、ぬり絵やウォーキング、カラオケなど、なんでもいいので、とにかく無心になれる趣味を見つけることです。注意点としては、他人と何かを競うものは控えたほうがよいでしょう。勝敗がかえってストレスになります。

スポーツでも構わないのですが、副腎疲労があると快活に動くことがすでにつらい場合がありますから、自分が「つらいな」と感じるようであれば、やめておきましょう。**副腎疲労の改善に無理は禁物**です。

ここまでに紹介した食事法や生活環境の改善などによって、副腎疲労が軽減されてくれば、自然と体を動かしたくなることでしょう。

「笑いは百薬の長」です

意外に感じられるかもしれませんが、副腎疲労を改善するには、実は**「笑うこと」**がよい薬となります。笑うとストレスが軽減され、体がリラックスするのです。

興味深い話があります。ジャーナリストであるノーマン・カズンズ氏が難病と診断されたのですが、信じる気になれず、自分自身で調べてみた結果、ビタミンCと「笑い」に効果があることを突き止めました。彼の患った病気は、身動きが取れなくなると言われる「強直性脊椎炎《きょうちょくせいせきついえん》」でしたが、日々たくさん「笑う」ことで治ったというのです（『笑いと治癒力』ノーマン・カズンズ著／松田銑訳〈岩波書店〉）。

副腎疲労があると、物事に対して意欲的に取り組むことが難しく、また、うつのような状態になることがありますが、調子の悪いときにこそ、努めて笑うことを心がけてみましょう。物事を深刻に受け止めすぎず、楽しいことに目を向けるのです。

実は「笑い」の効能は、心が伴っていなくても大丈夫なのです。「アハハ！」と大きく笑う元気がないときは、鏡に向かってニッコリするだけでも効果がありますので、気軽にやってみてください。形から入っても、次第に心は上を向いてきます。

column

運動の効能

副腎疲労のある人にとって、運動はもっとも億劫《おっくう》なもののひとつでしょう。ですから、本パートで述べたように、無理して行なう必要はありません。

しかし、運動に多大な効果があることも事実です。すぐには取り組めないとしても、知識としては知っておきましょう。

まず、運動すると、多くのホルモンの濃度が正常のものとなり、また脳にも充分な酸素が行き渡ります。体感的には、「気分がいい」と感じられるようになります。また、うつ症状の改善については、ある意味では薬よりもその効果を発揮します。運動することで気持ちが上向きになり、意欲が湧いてくるのです。

副腎疲労に対して行なう運動は、筋トレではありませんので、つらいものは向きません。楽しく、自分のペースで取り組めるものがよいでしょう。ヨガや太極拳、はや歩きなどは簡単に取り組めそうです。

PART 6

副腎の疲れをとれば
脳もよみがえる！

認知症の原因は「脳のシミ」?!

アミロイドβで脳神経が破壊されると認知症になります

本パートでは、**副腎疲労と認知症の関係**について考えていきます。

本書の冒頭で「加齢」と「老化」について説明しました。もちろん、脳も例外ではなく、加齢にともなって脳機能も衰えます。しかし、誰しも同じように老化症状が出るのかと言えば、そうではありません。皆さんの周囲を見渡して、同い年の人を比べてみれば、納得してもらえると思います。

では、認知症の原因は何なのでしょうか?　認知症にはいくつかの種類がありますが、アルツハイマー型認知症やレビー小体型認知症、そしてパーキンソン症候群など、また、認知症ではありませんが脳神経の病気を患っている人の脳には、「シミ」があるのです。シミの正体は**「アミロイドβ《ベータ》」**というタンパク質です。このアミロイドβが脳の神経細胞を破壊し、脳が萎縮することで認知症が発症すると考えられています。

シミを消すのではなく、シミのできない脳に

アミロイドβは、医学の方法で体内から除去することができます。「じゃあ、認知症が治るってこと?」と思われたかもしれませんが、そうではありません。一度、アミロイドβを取り除いても、しばらくするとまた溜まるのです。レーザーなどで消しても、それは根本的な解決にはならないという、肌のシミと同じかもしれません。

では、どうすればいいのでしょうか?

脳のシミを消すのではなく、シミの原因を溜めない、体に入れないことを考える必要があります。実際、医学界でもこの考え方が新常識となっています。

2016年、大隅良典《おおすみよしのり》氏が「オートファジーのメカニズム」の研究でノーベル生理学・医学賞を受賞したことは、記憶に新しいところです。このオートファジーとは、細胞にシミの原因となる老廃物を溜めないようにする、分解と再利用の仕組みのことです。

この仕組みがうまく働かないと細胞にゴミが溜まり、シミになります。認知症の治療法において、このオートファジー研究の進展が期待されています。

「リーキーガット」と「リーキーブレイン」

「脳は腸から治す」のが新常識です

PART4で「リーキーガット症候群」を説明しました（76ページ参照）。（76ページ参照）

リーキーガットのガットは「腸」、リーキーの元になる「リーク」は液体が漏れるという意味の英語です。

細胞のタイトジャンクションが緩むことによる漏れが腸で起これば**リーキーガット**ですが、それが脳なら**「リーキーブレイン症候群」**という状態となります。

リーキーガットとリーキーブレインの両方に関与しているのが、「グリアジン」です。グリアジンは、これまでに説明してきたグルテンを構成するタンパク質のひとつです。

グリアジンが体に入ってくると、刺激を受けた細胞は「ゾヌリン」という成分を分泌します。ゾヌリンは、細胞と細胞の間隔を開けるよう指令を出します。

リーキーガットとリーキーブレイン

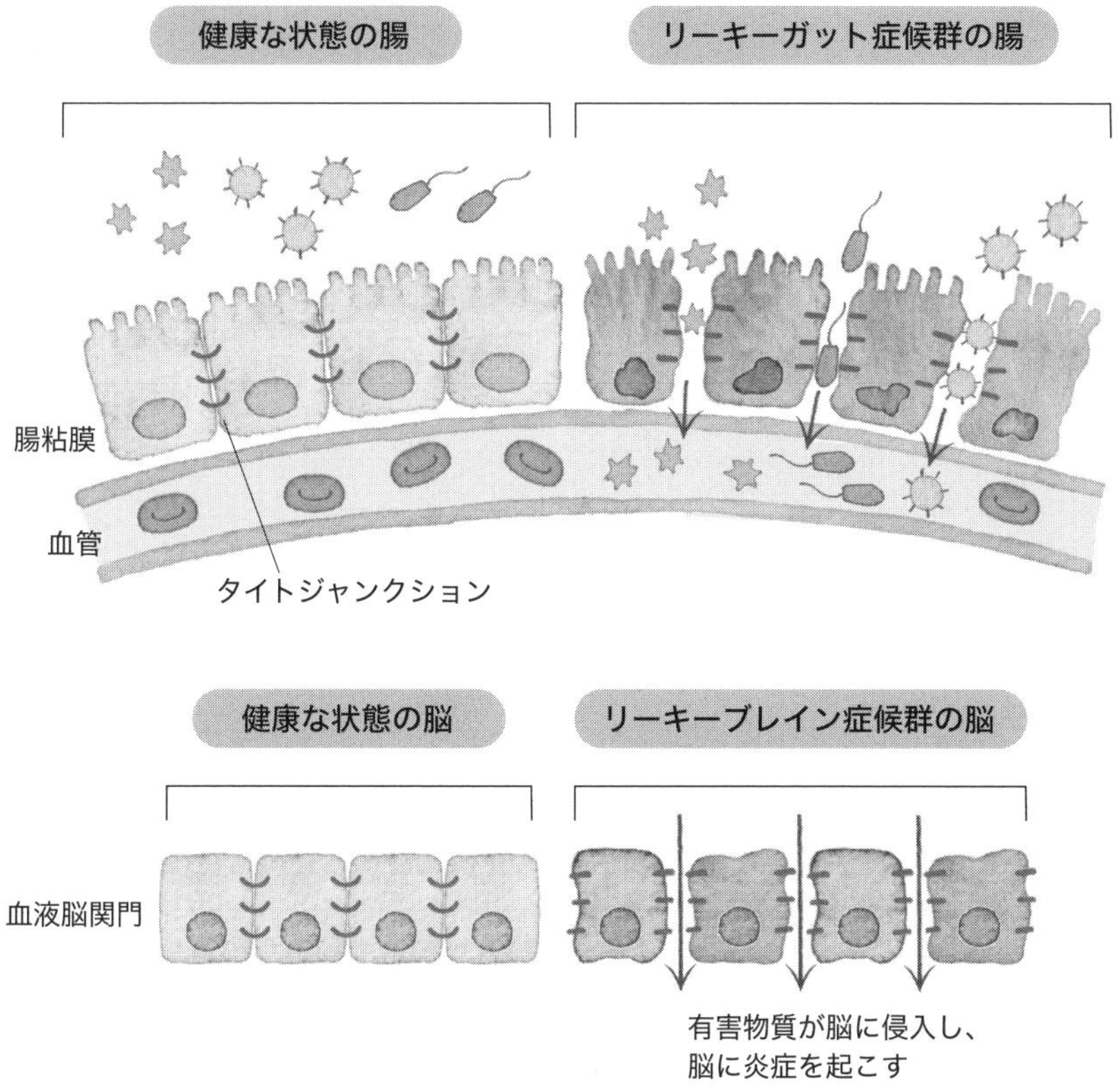
健康な状態の腸
リーキーガット症候群の腸
腸粘膜
血管
タイトジャンクション
健康な状態の脳
リーキーブレイン症候群の脳
血液脳関門
有害物質が脳に侵入し、
脳に炎症を起こす

3つのストレス（肉体的ストレス・環境的ストレス・精神的ストレス）が原因となり腸の粘膜が炎症を起こすと、タイトジャンクションが緩み、有害物質が体内に漏れてしまう。それが血流に乗って脳へ到達すると、血液《けつえき》脳関門《のうかんもん》（脳のバリア機能）のタイトジャンクションが緩んで脳内にも炎症が蔓延し、認知症や脳神経疾患を引き起こす。

細胞の間が開くこと自体は問題ないのですが、ゾヌリンが栄養素を取り込む入り口の開閉をしているのです。

しかし、グリアジンがあまりに頻繁に入ってくると、ゾヌリンは常時刺激され、細胞の間を開けっぱなしにしてしまうようになります。そうなると、栄養素ばかりではなく、毒素も入ってしまいます。

このゾヌリンは、血流に乗って脳にも移動します。

脳は重要な器官なので「血液脳関門《けつえきのうかんもん》」という特別なゲートがあるのですが、ゾヌリンが到達するとそのゲートが開いてしまうのです。あとはご想像の通りです。脳の中で「漏れ」がはじまります。

脳に毒素が溜まってシミになると、認知症の原因になることは、前節で説明しました。

脳に毒素を入れないためには、その入り口である腸のメンテナンスをすればよいのです。腸のメンテナンスは、副腎疲労の軽減と同じ手法で行なうことができます。

副腎疲労が原因で腸トラブルが発生し、リーキーガット症候群になったのであれば、副腎疲労を改善すれば、認知症予防にも効果が期待できるということです。

ボケない人はお通じがいい

認知症の人のほとんどが便秘です

認知症を予防するには、**腸内環境を整える**ことが大切です。そのためには、腸に悪いものを入れないこと。具体的には、先に説明した3つのフリーを実践してください（72〜75ページ参照）。本節では、「不要なものを出せる体にする方法」を紹介します。

私たちは体内の毒素の7〜8割を、便で排泄《はいせつ》します。つまり、便秘を解消すれば、たとえ体内に毒素が入ったとしても、すみやかに排出することができるわけです。

私たちは高齢者施設の往診も行なっていますが、メンタルの調子が悪い女性利用者について、「3日もお通じがないんですよね。出れば落ち着くと思うんですけど」とスタッフが言っていたことがあります。便秘はむくみやお腹のハリなどだけでなく、精神症状にも影響があることを、経験的に知っていたのだと思います。実際、認知症の人の中から、便秘でない人を探すのは難しいと言われています。

便秘の解消には「前の夜」が大切です

朝、気持ちのよいお通じを実現するには、「前の夜」の習慣を見直しましょう。

まずは、**睡眠不足を解消**します。排便には、腸が便を押し出す蠕動《ぜんどう》運動が必要なのですが、この蠕動運動は睡眠中に起こります。睡眠時間が短いと、押し出す時間も短くなるので便が出にくくなり、便秘になります。

もうひとつは、**寝る前に食事を摂らない**ことです。寝る直前に食事をすると、睡眠中に消化・吸収をすることになり、蠕動運動にまで手が回らなくなります。就寝時間の2〜3時間前までには夕食を終えるように心がけましょう。

また、ストレスは便秘の原因になります。外出先では便が出ない、旅行に行くと便秘になるというのが、わかりやすい例です。

忘れがちなのは水分管理です。水分不足は便を固くしてしまいますし、尿も減らしてしまいます。体内の毒素の残りの2〜3割は尿から排出されていますので、水分の管理は大切です。なお、コーヒーは分解に水分が必要なので、逆に脱水をきたします。注意してください。

睡眠で脳スッキリ

メラトニンとコルチゾールには密接な関係があります

睡眠は、脳のリフレッシュに欠かせません。毎日の良質な睡眠で、**脳のデトックス**を定期的にしっかりと行ないたいものです。

快眠には**「メラトニン」**というホルモンが働きます。

実はこのメラトニンは、本書の主役のひとつともいえる「コルチゾール」と密接に関わり合って働いています。

通常、コルチゾールは明け方4時頃に分泌がはじまり、8時頃にピークを迎えます（30ページ参照）。

夕方以降になるとコルチゾールの分泌が低下していき、相対的にメラトニンが分泌されはじめ、睡眠へと導かれるのです。

メラトニンには炎症を防ぐ働きがあります

しかし、副腎が疲れていて、コルチゾールの分泌がメリハリを持って行なわれないと、それにともなってメラトニンもうまく分泌されず、結果的に、朝になってもぼんやりしたままで、夜になってもぐっすり眠れなくなります。

メラトニンの作用は、睡眠の導入だけではなく**「抗酸化」**の働きもあります。酸化を抑えることは、炎症を抑えることと同じですから、体はもちろん、脳の炎症が起こりにくくなります。

睡眠中には成長ホルモンも分泌され、体のメンテナンスが行なわれます（子どもだけではありません）。理想を言えば、深夜0時にはぐっすり眠っていたいものです。

ところで、メラトニンには苦手なものがあります。それは光です。光に当たると分解されてしまうので、部屋が明るいと眠くならないのはそのためです。

寝る直前までスマートフォンやパソコンの画面を見ることもやめましょう。脳が刺激されコルチゾールが分泌されてしまいます。遅くとも眠りにつく30分～1時間前には、テレビやパソコン、スマホを見るのをやめるようにしてください。

脳の細胞膜の強化にはオメガ3系の油

不飽和脂肪酸が大切です

腸の細胞を強化することを述べた箇所で、魚油の効果をお伝えしました（78ページ参照）。脳の細胞膜を健康にするためにも、魚油に代表されるオメガ3系の不飽和脂肪酸が重要です。脳はその6割が脂質で構成されており、油の摂取は特に大切です。

細胞の老化は内側からはじまり、加齢によって細胞膜は硬くなっていきます。このあたりは皮膚に置き換えて考えていただくと、わかりやすいと思います。ガサガサになった肌に油分を加えるとしなやかになるように、オメガ3系の油を摂ることで、腸壁の荒れた粘膜を、しなやかに修復するのです。

「魚を食べると頭がよくなる」と言われることがありますが、実際、オメガ3系の油は、**脳の情報処理能力を高める**という報告があります。認知症を予防し、脳を活性化させるためには、オメガ3系の油は必須のものと言えるでしょう。

体にいい油を摂りましょう

オメガ3
(n-3)系

細胞膜の修復や脳の
円滑な伝達をサポート

主な脂肪酸

α《アルファ》リノレン酸　DHA　EPAなど

多く含む食品

アマニ油　エゴマ油　青魚など

オメガ6
(n-6)系

脳の活性化に不可欠

主な脂肪酸

リノール酸　アラキドン酸など

多く含む食品

コーン油　大豆油　綿実油
グレープシードオイル
卵の黄身　牛肉　鳥もも肉など

オメガ9
(n-9)系

悪玉コレステロールを
取り除く

主な脂肪酸

オレイン酸など

多く含む食品

オリーブオイル
ピーナッツオイル
アーモンドなど

おわりに

いかがでしたか？

副腎を労《いたわ》り、ケアすることで、老化や認知症予防の進行を本来のものに戻し、さらにゆるやかにすることができることを、おわかりいただけたかと思います。

本書の中でも繰り返し説明しましたが、副腎疲労がある人、ストレスに弱い人は、がんばりすぎてしまう傾向があります。がんばることはよいことですが、「がんばりすぎる」ことは、体にとってストレスとなり、副腎に負担をかけてしまいます。

副腎ケアは、一度やったら終わり、というものではありません。ご自身の体の声を聞きながら、生活習慣として暮らしに取り入れていくものです。ですから、無理なく取り組めることが、何より大切なのです。

本書の終わりに、副腎ケアを無理なく、さらに言えば楽しく続けていくための3つの指針を紹介します。

「ほどほど」を目指しましょう

副腎ケアは、いい意味で「適当」で構いません。例えば、「3つのフリー」は平日だけで週末は好きなものを食べる、とか、週に一度は夫婦でゆっくり晩酌《ばんしゃく》を楽しみたいからその日は副腎ケアはお休み、など。目指すところは60点で大丈夫！　続けることが大切です。

迷ったらシンプルなほうを選びましょう

例えば食材を選ぶときは、加工品より素材を重視しましょう。洗剤を買い換えるときには成分表示を見て、化学物質や有害物質の少ないほうを。ちょっと迷ったときには、シンプルなほうを選びましょう。副腎にやさしい暮らしが自然と実現します。

体は食べたものでできています

すべての人によい食べ物はありませんが、すべての人の体は、その人が食べたものでできています。不調や疾患があったとしても、あなたの体はあなただけのもの。自分だけの体を慈しむ心を持ちましょう。

本書の中で「常に体の声を聞きましょう」と何度も説明してきました。あなたの体の声をいちばんよく聞けるのは、あなた自身です。

体を慈しみ、あなた自身を形づくる食べ物を、自分の感覚で選びましょう。それが、健やかな毎日へのいちばんの近道となります。

本書が、心と体の不調を抱える人の支えに、また、老化症状や認知症に悩む人の助けになることを、心より願っています。

ひとりでも多くの人が、健やかな毎日を送れますように。

本間良子・本間龍介

【著者紹介】

本間良子（ほんま・りょうこ）

スクエアクリニック院長。日本抗加齢医学会専門医・評議員、米国抗加齢医学会フェロー、米国発達障害児バイオロジカル治療学会フェロー、日本医師会認定産業医、日本内科学会会員。聖マリアンナ医科大学医学部卒業後、同大学病院総合診療内科入局。副腎疲労の夫をサポートした経験を活かし、米国で学んだアンチエイジング医学を用いた栄養指導も行なっている。共著に『老化は「副腎」で止められた』『ボケない人がやっている脳のシミを消す生活習慣』『子どもの「言っても直らない」は副腎疲労が原因だった』（以上、青春出版社）などがある。

本間龍介（ほんま・りゅうすけ）

スクエアクリニック副院長。医学博士。日本抗加齢医学会専門医・評議員、米国抗加齢医学会フェロー、米国発達障害児バイオロジカル治療学会フェロー、日本医師会認定産業医、日本内科学会会員。聖マリアンナ医科大学医学部卒業。同大学大学院医学研究科修了。自身が原因不明の重度の疲労感に苦しんだことをきっかけに、アドレナル・ファティーグ（副腎疲労）の提唱者であるウィルソン博士に師事。日本で最初に副腎疲労外来を開設し、診療と副腎ケアの普及に日々尽力している。

スクエアクリニック
https://www.squareclinic.net/

「副腎の疲れ」をとれば老化もボケもくい止められる！

2021年2月23日　第1版第1刷発行

著　者　本間良子　本間龍介
発行者　櫛原吉男
発行所　株式会社PHP研究所
京都本部　〒601-8411　京都市南区西九条北ノ内町11
教育出版部　☎075-681-8732（編集）
家庭教育普及部　☎075-681-8554（販売）
東京本部　〒135-8137　江東区豊洲5-6-52
普及部　☎03-3520-9630（販売）
PHP INTERFACE　https://www.php.co.jp/
印刷所　図書印刷株式会社
製本所　東京美術紙工協業組合

ISBN978-4-569-84813-6